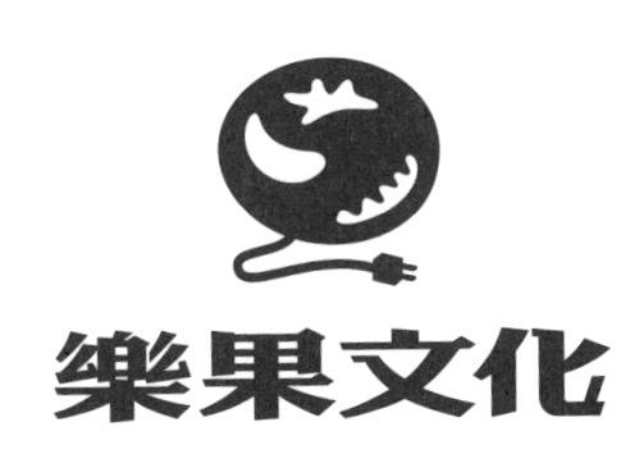
樂果文化

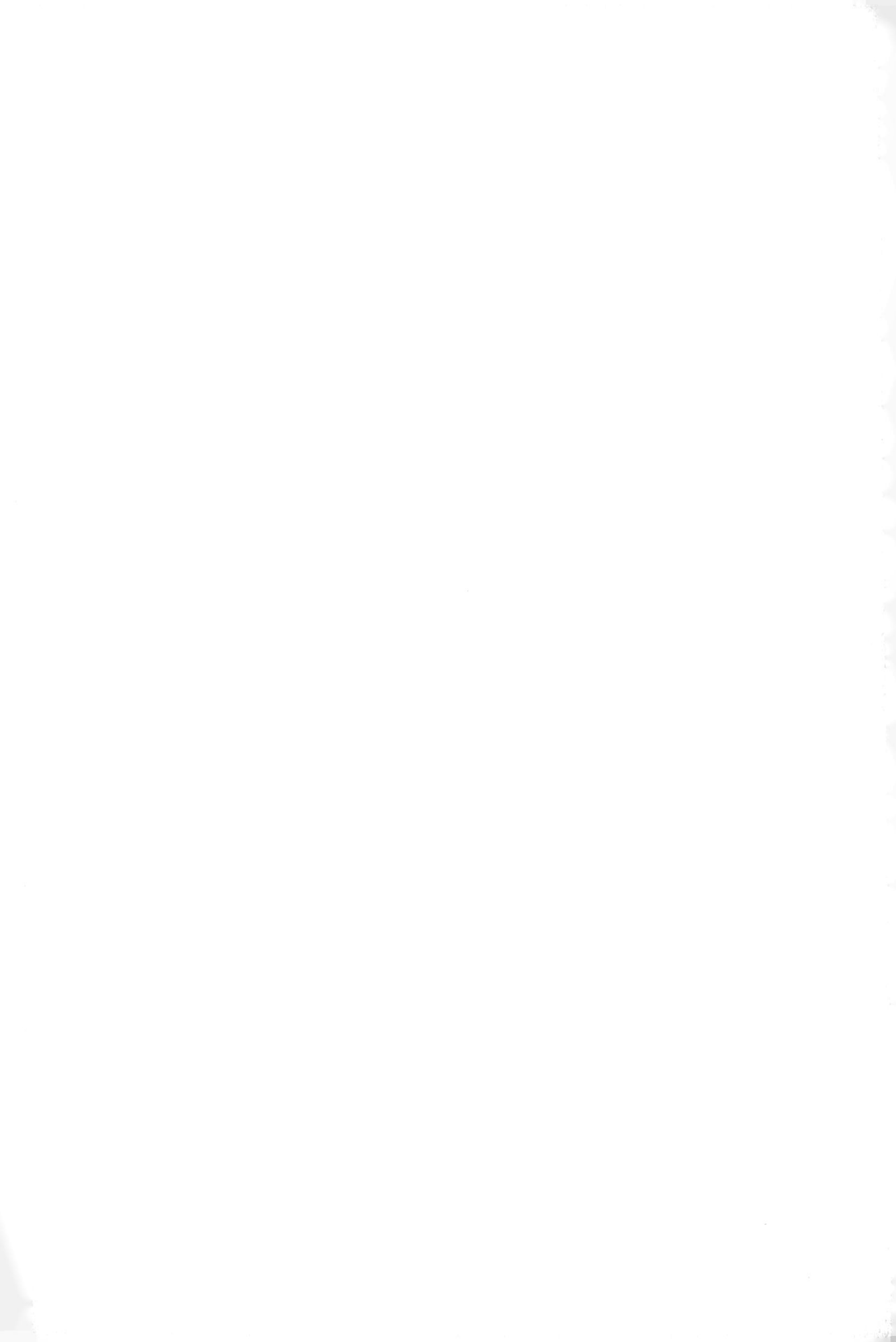

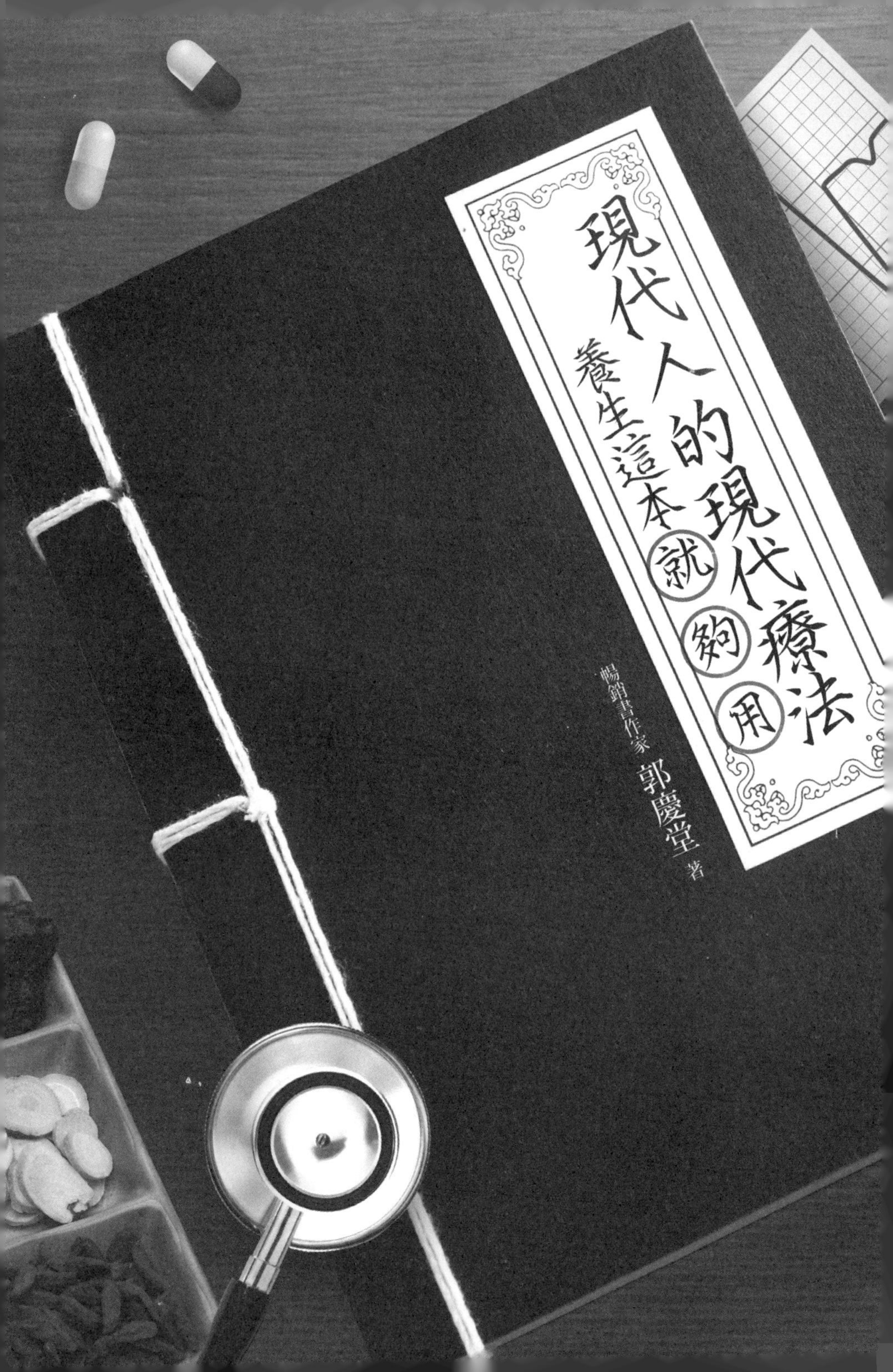
現代人的現代療法
養生這本就夠用
暢銷書作家
郭慶堂 著

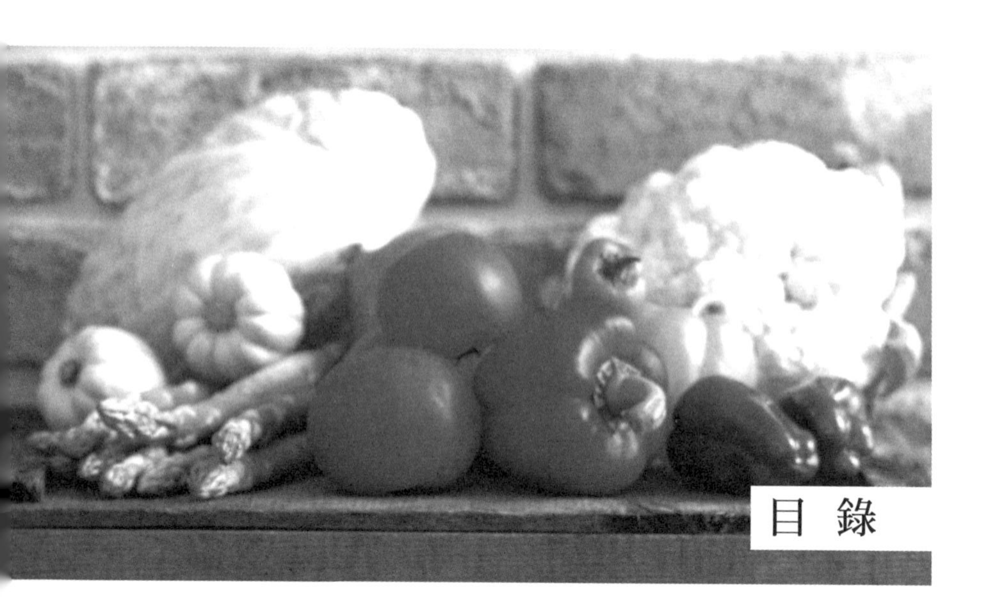

目錄

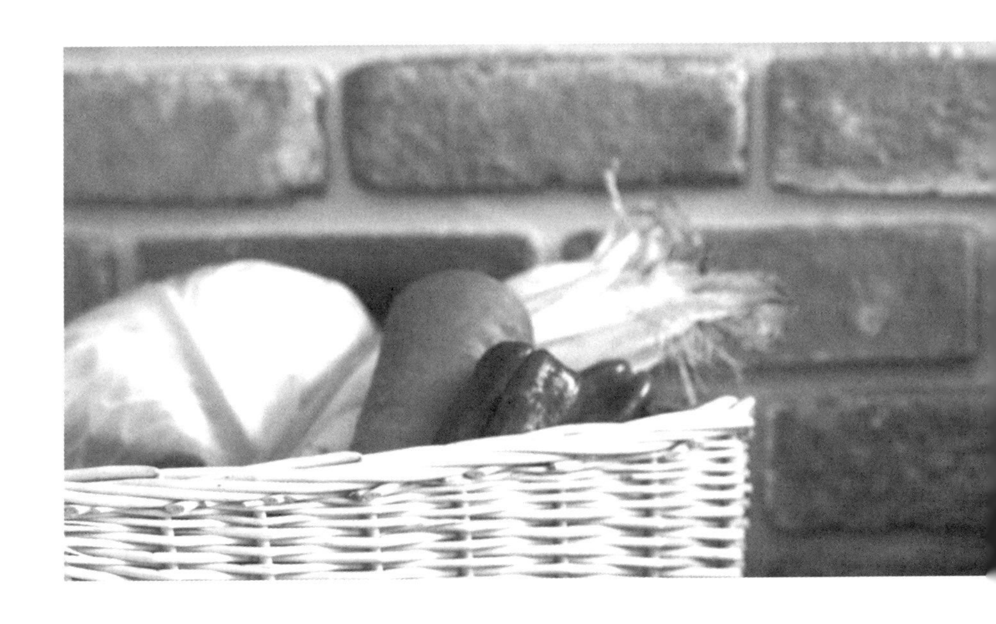

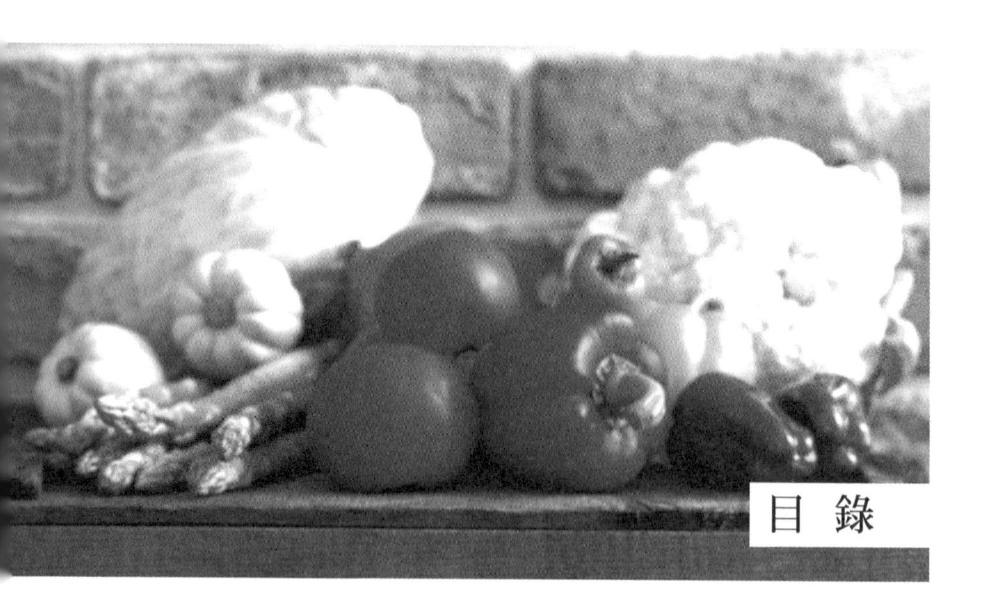

目錄

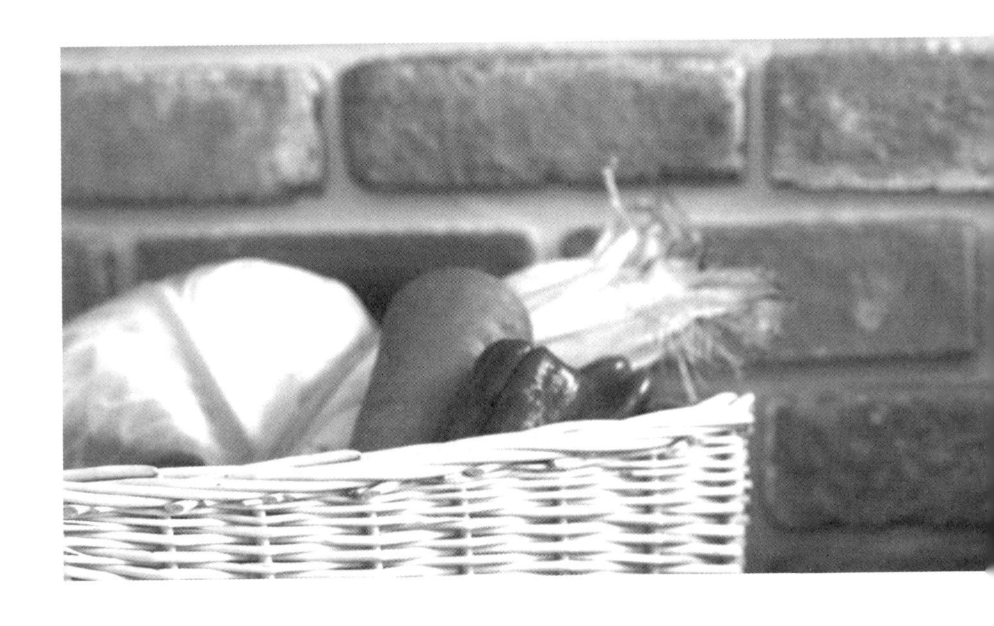

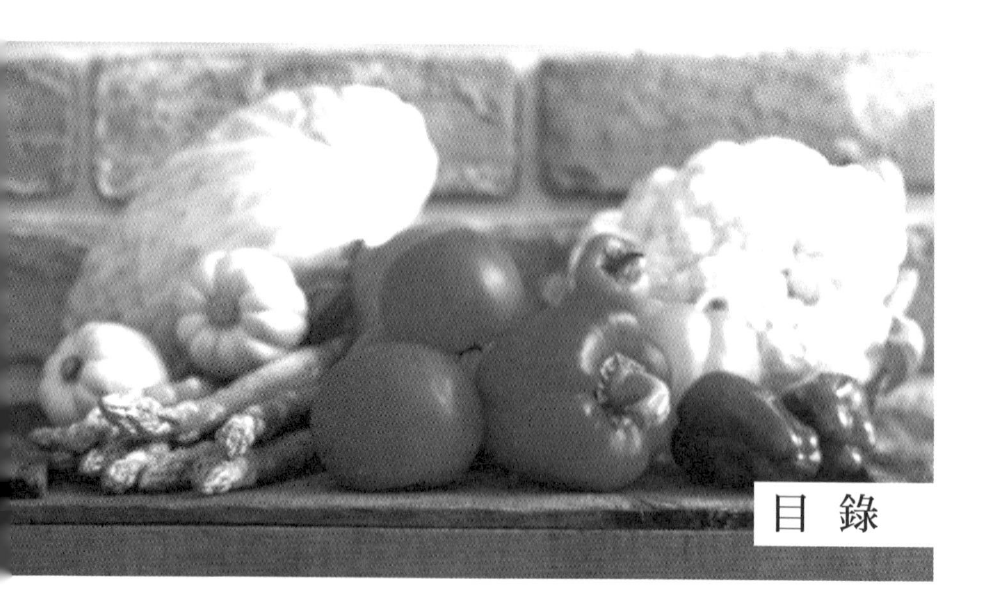

目錄

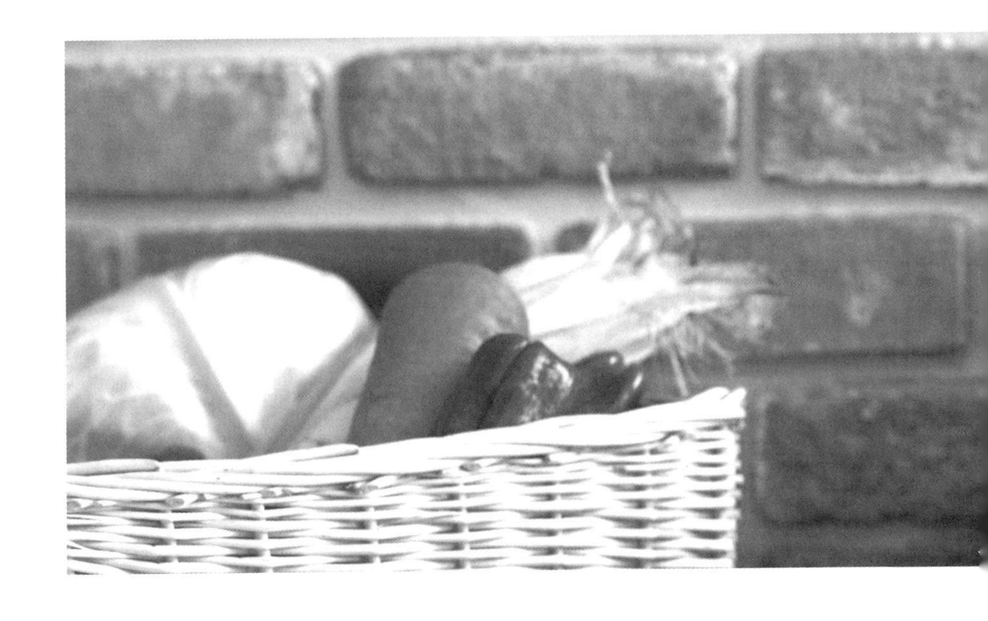

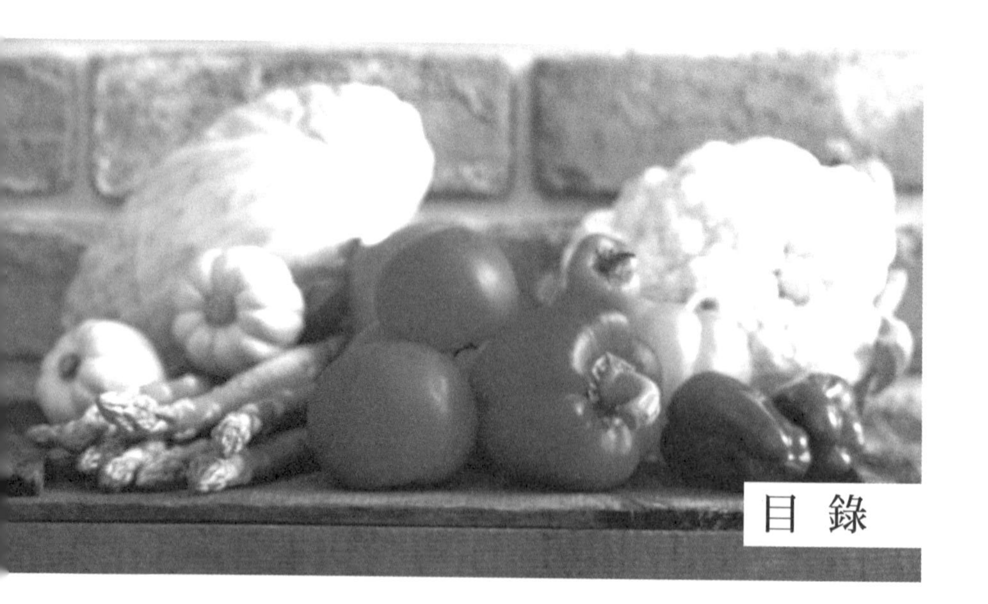
目錄

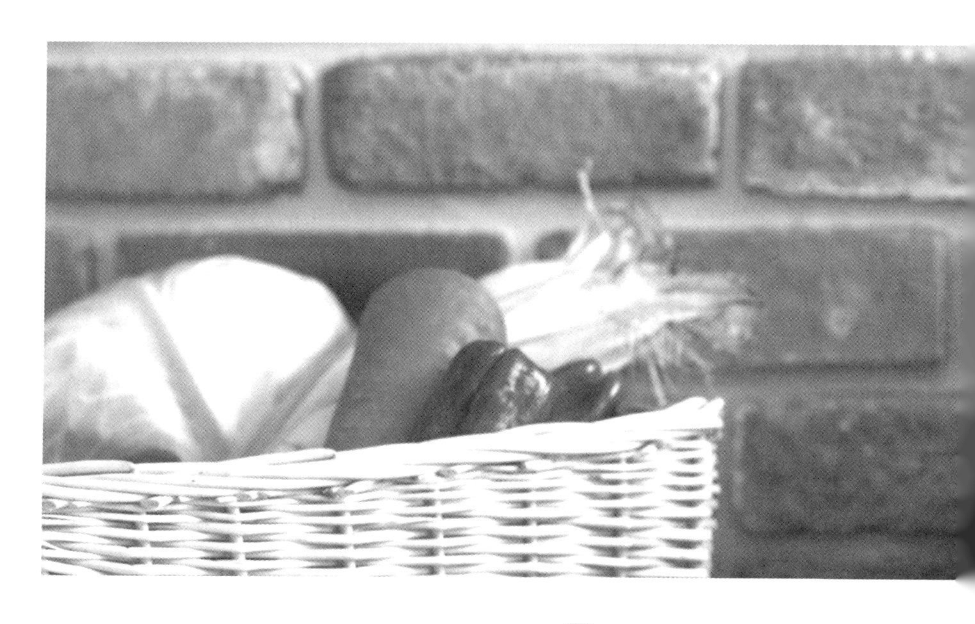

〔附　錄〕同性戀　309

推薦序

猶如美玉於斯

吳伯雄

日前，文廣兄（曾任勞委會處長）送來文書一卷，瀏覽之餘，驚為奇文，特為之序。

作者以一介書生，攻研台大電機，飽讀百書，吸取精粹，詳加整合，加以創見；本持仁愛之心，胸懷憂國憂民之志，身在台灣，眼觀宇宙，猶如美玉於斯，不敢韞匵以藏，特立之以言。除以謝天敬神，兼以救人警世，本我佛普渡眾生之壯志，持科學的實證求是之精神，將愉悅人生所需之各層面知識，詳加剖析。是生理的，也是心理的；是科學的，也是玄學的；是物質性的，也是波動潮流性的。文中除將休、養、作、息、生、老、病、死熔為一爐外，並初嘗將我國浩瀚之禪學、氣功、經穴……等，規以經緯脈絡，佐以物理學說，深入淺出。其言也諄諄，其心也卑謙，當非恃才以傲物，實感天地造化之恩德，亟思回饋以圖報也。

期願讀者詳閱本書後，皆能同感天、地、尊、親之功德無量，除以作人為傲，兼能盡命、演命、闡釋人生；記取「付出比收入更富有」，人人更加自愛、愛人，持善心，造善業；凡事退一步海闊天空，當時緣來到，「山窮水盡疑無路，柳暗花明又一村」；祈願每個人明天會更加圓美，宇宙村的天空明天會更加蔚藍。

（吳伯雄　國民黨榮譽主席）

推薦序

豪情壯志渡蒼生

侯勝茂

打開慶堂兄贈送的《現代人的現代療法》一書，內頁提詞：「緣起嘉義，笑看眾生，敬待天命，共渡蒼生！」赫然映入眼簾，那種豪情壯志不禁使我陷入回憶中。「慶堂兄在中學時代聰穎過人，尤其數理科學為其專才，以極優秀成績考入台大電機系，但也永遠保留對生命科學的熱愛。」時空更迭，不變的卻是他的稚子雄心。

同僚為病患診療時，雖以西醫為主，然亦偶有採用中醫針灸之術先解除病患之苦或用以治療慢性病症者。例如：按壓位於外膝眼的梁丘穴止住胃痙攣的苦楚；針灸鼻翼兩旁的迎香穴以治鼻病；針灸人迎穴以治高血壓……可惜的是，中醫一直缺乏科學化依據，故雖屢建奇功，醫生卻仍不敢放手施為，使病患常承受些不必要的痛苦或服用較多的藥劑。

我常想，若能將中醫科學化，則中西醫將融合共濟，醫學將可再放一次異彩。而在探討科學化時，免不了要經由假設、學說、實驗、確認的歷程。慶堂兄首度嘗試經由人體的偵測維修系統的井穴端點學說，闡釋人體經絡治療的奧祕，並欲經由十萬封讀者回函的整理歸納加以論證，這倒也不失為科學的態度，因為演繹歸納法確實隸屬科學論證法。

有朝一日，經由「井穴端點」學說的確立，醫學研究領域將得以大為拓展，醫學界便可經由舌（頭）相（位）、血壓、尿液、心電圖，臟腑的對偶性應用，及以雷射光代替針灸等的研究，更深入探討人體五臟六腑的各種生理機制，並發掘人體的潛能。

我也相信，中西醫整合之期指日可待，且人體潛能將大量被發掘出來。期盼未來，我能再有機緣與慶堂兄再次同心協力探討生命科學的奧祕，讓天下蒼生都能更加瞭解人體的機制，並透過疾病的早日偵知及人體潛能的極力發揮而減少疾病的發生率，為拯救蒼生的疾苦貢獻一分心力！願天下所有人，有那麼一天，都能向疾病說聲「不」，健康快樂地過一生。

（侯勝茂　新光醫院院長）

推薦序

回歸自然，共享天恩

謝崑山

數日前，透過好友羅寶二先生介紹，我認識了本書作者郭慶堂先生，並以先睹為快的心境，閱讀全書。

市售書籍皆有其特色，或專業深入探討，或跨行廣面介紹，唯獨本書系列，既博且廣，深入淺出，不失幽默。

作者是以文學的燦爛之筆，宗教的博愛心懷、醫家的救人胸襟、科學的實證精神來作上蒼的代言人，它是養生的寶典，亦宜作茶餘飯後品茗。

欣賞本書後，你將深切體會到人體的奧祕與潛能的無窮，也能感受到天恩浩瀚，唯有反璞歸真，順應天道，人才能壯達天壽，安渡天年。另透過睡眠、呼吸、飲食、體重、性愛、穴道、癌症的科學認知，你將知道如何養生，透過禪坐（臥）養氣、反射病痛點（井穴）按摩，素食治病，常見疾病防治法之研習，你將可健康長生，再加上心理建設，你將學會如何做人、處世，做好人際關係，永保稚子之心，擁有快樂神懷、亮麗神眸，復加上對時空、命運及地球村的探討，你將知道緣數與惜緣盡命，珍愛萬物。

誠摯的希望，每個人將國家、地球村視為一個生命的共同體，透過共同努力，發揮潛能及永生禱念，普天眾人皆能免於疾病的痛苦、挽救地球的浩劫，永懷愛心，且回歸自然，共享天恩。

（謝崑山　前監察委員）

推薦序

以物理學探討生命

張天鈞

慶堂兄為我同年齡的同鄉，也是初中同校；高中三年皆同班的同學。於高三時，因電機系歸甲組，醫科歸丙組，所以高三雖同班，卻各唸各的。後來慶堂兄考上台大電機系，我則到台大醫學系就讀，也從此就沒有機會再碰面，直到前些日子才突然接到電話，要我為他的新書寫序。我本來以為他的新書大概是電子、機械這類我完全不懂的專業，沒想到拜讀之後，才發現他竟然侵犯到本人的本行，談起醫學來了。

綜觀全書，慶堂兄以物理學的觀念來討論生命，研究人生哲學，對我而言，是相當新奇的事。雖然由於慶堂兄並非像我一樣，接受一系列嚴格而正統的西方醫學教育，也因此在細微之處，可能闡釋方法與西方醫學稍有出入（如對癌症採不同模式解說），但大觀而言，論點相當正確，對人身心健康的維護之道，亦言之有物。此外，慶堂兄也就中國傳統醫學的學理來解析和探討養生之道，雖然就我而言，是比較陌生，但其觀念與近代西方醫學的看法，也不謀而合。

除了談個人的養生之道外，慶堂兄在本書中，也希望大家能有世界的宏觀，關心別人，愛護地球。因此它也不是狹隘的關心個人肉體，尚觸及靈魂、天與地彼此互動之關係。

與慶堂兄一起自高中畢業至今已多年，現慶堂兄之新書即將出版，令我對昔日同學刮目相看，而其書中觀念也令我耳目一新，故樂為之序。

（張天鈞　國科會奈米科技計劃總主持人）

推薦序

多造一份善業

江　勤

身為中醫華佗獎得主的我，常以樂觀的心理，期待有一天中醫能與西醫整合，資源互通使中醫師能夠揚眉吐氣。

中醫之所以被冠蒙上一層神祕外衣，中醫師無論在身份或地位上不能與西醫並駕齊驅，其因在於西醫已走上學理化、科學化、制度化，而中醫仍深陷以傳統經驗法則去推出祖傳祕方的泥足中，未佐以學理服人，擁有著太多所謂的灰色地帶，宛如以黑紗蒙面的少女，欲語還休，今人難以一窺究竟。

郭先生自幼以救世濟人為志，高中就讀省嘉中時，與其成績伯仲之同班同學，乃當年大學聯招之丙組狀元，雖因其自幼厭惡血腥，乃放棄研習醫科，轉攻電機，但仍研讀百書，矢志救人，甚至以病試身。在其壯年之際，以著「每多一人閱讀吾書，聞知就道，就可多一人開發潛能，遠離疾苦，就多造一份善業。」的心境撰寫此書，並發願研究物理醫學，希望有朝一日能激發更多的人投入研究，將中醫加以西醫化、科學化、系統化，亦即學理化、定量化、定位化，而建立中醫病態學。現欣聞其新書出版，讀者可拭目以待。

雖然，也許這只是他人生的一小步，但這也終將是中醫的一大步。

（江勤　中醫華佗獎得主）

自序

今生都能過得無怨無悔

郭慶堂

其一

我有個朋友，叫斑斑，愛上了一個背景懸殊的女孩，叫球球。因為他凡事力求盡善盡美，我們也稱他為「O」，因為「O」代表完美，而女孩她常自稱「C」，因為代表殘缺一角的圓「O」，他也常以「圓O可內含C」的譬喻、心境去容忍她，但她也仍照舊在包容下去刺傷他。有一天他們又吵架了，斑斑說：「我們之所以爭吵，在於我們不同類。惟有『將我打破，與你調和』，我們才能相融相愛。從今起，我要將我凡事力求完美的態度打破，溶入你的教育背景、生活環境中去體貼你、關懷你，但願當我割破自我成半圓的『C時』，我們兩個『C』同心協力，共合成一個圓，攜手共度人生。」

雖然不知這故事的結局將如何，但我永遠記得，當我問他對於這段情，他可曾後悔過，他的眼裡只閃著喜悅，斬釘截鐵的告訴我：「愛，就是無怨無悔！」

其二

我有個二妹，於二十六歲結婚後即發現胃癌，次年即死。然在末期卻常盤坐如觀音，要我們為其誦讀佛號，臨終前二天，突然對我們說：「我是菩薩面前的弟子，為結緣還願而來，今願已了，我無怨無悔，請你們勿太過傷心。我將回歸到另個時空。在那兒有個石洞供我修練，也有諸神祇伴著我。」當時我們只當她「口出怪力亂神」已瀕死亡，心感神傷。誰知她竟於前年託夢給我堂妹同樣夢境，堂妹好奇下向家母索閱其生前照片，赫然發現在其四十八張結婚照片中每張皆見轉化，而其中四張其原來佈景已漸漸「轉化」為石壁或石洞，且她周圍竟出現了數位不知名的神祇，對我這一向標榜「存在即是真理」的人，心中不禁燃起了對「神」的敬畏，而陪伴她的，至今我仍不知其為何方神祇，難道「眾神本同源？」且終其一生，短短二十七歲，卻能認識天命，無怨無悔的走，也給了我不少的啟示。（照片存於作者處，如有懷疑其真實性者，歡迎索閱查證。）

是的，就是這四個字：「無怨無悔」！要是每個人今生都能過得無怨無悔，那這世界該有多美！

人，一生下來就有著太多的疑惑。如果能解其惑後順天命，知天道，健康快樂，達觀進取，持善心行善事，感恩享受天、地、人的賜予，必能在撒手人寰之際，臉露彌勒佛般的微笑，道聲「無怨無悔」。

可惜，這世界上雖有著各色各樣的學者、專家，但卻也很少人跨越各層面，將愉悅人生的知識加以彙整融合。上蒼自幼賜我貧寒家境，讓我知道「苦讀」；賜我腦力，使我能「一目十行，過目不忘」；賜我機緣，使我就讀台大電機；賜我境遇，讓我知命；顯其神力，讓我敬畏；告我天機，讓我宣揚。不敢敝帚自珍，謹擇其「賜與」之萬一披露，就當野人獻曝，但願能激起更多人的迴響，更多人的付出，每個人都能知曉生命的奧妙，知命、惜命、盡命，付出更多的愛心與舉動予週遭一切的人、生物，讓這世界「明天會更美」，每個人都能無怨無悔終其一生！

末了，敬謹的說聲：謝天！謝地！謝人！謝一切的生命！

前言

人體的硬體和軟體結構

電腦，很精密；人，更偉大！即使一個造價數十萬的單臂機械手，也只能作簡單的關節運動。如果要造出一隻手臂，其關節動作能如人類的手臂那般完美的曲扭、伸張、提物，在未來也許會出現，但造價可能是百億以上的天價。

每當在公園內看見小孩在玩溜滑梯的動作時，我常臉露卑容並心懷感恩。我就想：人，好美妙！人究竟要到何年何月，要花上多少的物力、人力、財力，才能造出一個機器人，而可以仿照人類來溜滑？每當此情，我就會仰頭向天，以念波對祂道聲：「謝謝！」

人的硬體結構（身軀）既然百萬倍複雜於機器人，便一定有無窮盡的軟體（智慧與資訊），造物者依循時光的進行，給予人類不同等級的軟體。其中隨著年齡的增長，賜給人類的為知識、學問；隨著年代增加，託科學家之手去發現某些事物而間接給予人類的稱為「科學」；而已存在但事理仍未明的，也就是「未來的科學」，即被稱為「玄學」。

而不管是知識、科學或玄學，只要是存在的，就一定有它的事理依據在，所以只有透過實驗才能檢驗真理，而存在本身即代表著未知或已知的一項真理。另外，人們也具有無窮盡的潛藏「原力」極待開發。據估計，人體的腦細胞就有一百四十億個，目前最聰明者也用不到其中的四分之一，但是卻已有各形各色的超能力行為出現於許多人身上，如果將人的原力全部加以發揮，那又會是什麼樣的世界？在比較表一所列人腦與電腦的優劣及差異性後，記得同我一樣，對上蒼再說聲：「謝謝！」

表一　人腦與電腦之比較

人　腦	電　腦
一、有三百億的細胞，而細胞本身即是小電腦，故為複電腦。	一、通常為單電腦，只擁有特定型號之中央運算單位。

二、由腦中樞發出命令指揮人體動作。	二、由中央運算單位發出指令而動作。
三、有「子午流注」之生理時鐘。	三、內有振盪器，由其振盪波形的頻率可決定電腦之執行速率及記憶週期。
四、（神經叢網路及神經細胞）有神經組織以傳達指令。	四、有地址匯流排及資料匯流排以傳輸命令內容到特殊位址。
五、大腦、細胞及神經都有記憶功能，並可經由睡眠來加強記憶。	五、內有特定軟體及各種記憶裝置來加強其功能。
六、有特定之命數。	六、有燒錄好之特定程式記憶體（PROM），開機後立刻執行，不可更改。
七、人有可以自己生活之運。	七、有隨機記憶體（RAM），可自行輸入記憶及程式而加以運作。

八、必須透過心意（念波）咒語（聲波）或特殊方法（道術）方可執行特殊能力。	八、必須輸入密碼（PASSWORD）方可玩特殊程式。
九、在胚胎期，已將細胞區分為骨細胞、皮膚細胞及血液細胞。	九、裝機時在碟軌已區分置記憶區及儲存區。
十、經由語言、腦波可與人、神溝通。	十、經由介面裝置可與外界(印表機)等完成連線運作之功能。
十一、經由眼睛可看見事物。	十一、經由攝影機，可執行影像處理。
十二、有人中穴可復元氣血，並由睡眠使體內所有電子復歸為基態。	十二、有復始鍵。
十三、必須具有「愛」心之鑰，方可施展特異功能或感應奇蹟。	十三、必須擁有保護鑰，並開啟它方可執行重要特殊程式。

神造人，首先給他一個優越的居住體：地球，並設計了太陽，當地球繞之運轉後產生了地心吸力，並由此獲得光能：一切能量之始源。之後，給他們植物（包括五穀雜糧），使他們能夠吃食繼續發育長大、生存，並將各種可能罹患的疾病的藥方藏於某植物內，待人們慢慢發掘。之後，為了讓人們在生命的歷程內體會並宣揚「神祇」層級的宗旨：愛心，就將它載入各種宗教內要人們遵守，並藉由各種神跡來使人們相信，唯有「愛」是宇宙最大的能源。例如聖經記載：當耶穌以手觸摸病人時，病人往往不藥而癒（當屬氣療法）。

如同人類製造電腦一樣，我們可經過工廠生產，大量的製造電腦，那麼神可造人，當然可造億萬人，但人類卻被安排經由胎生來繁衍種族，當是要人們以愛為尊，以愛為喜，經由生命的誕生、成長、老化，甚至死亡的過程中去體會人世間的各種情、愛：包括父母之育、兒女之養、兄妹之情、朋友之義……，最後經由死亡，讓靈魂離體後復行另一生命旅程。所以人們從生至死，都應該「敬始慎終」、「心懷感恩」、「永存愛心」。

筆者將嘗試由生命的誕生始，將人的孕育、飲食、成長發育所會面臨之各種問題，抱括生理的、心理的、有形的、無形的，都提出來，整合後加以介紹，期望每一個人的生之旅都能無怨無悔。

首先，我們先來看孕育之源：男女之別被巧妙的設計出以經由交合延續後代，（交友及交合之道將於另章講述），當人們選擇對象結婚後，其後代的質已大致底定，因為人體遺傳的基因各由男女提供一半之染色體而決定了下代特質。雖然大勢底定，但人體質有強、弱、痛、病時，為了孕育良好之下一代，男女應選擇最佳之天時（天候良好、溫度濕度宜人時）、人力（身心體健充沛）去孕育下一代。

懷孕之初，母體更應保護自己，以免遭受疾病入侵，影響胎兒。如果不小心受疾病入侵，除非其嚴重性必須經由特殊手術或特殊藥物方能治療，否則母體應該避免服用化學性之藥物，以免傷及胎兒，最好引用氣療法或食療法加以治療。

生產之前，除非特殊必要，勿入醫院，免得「病氣」侵擾；勿近墳場，以避「邪氣」入侵。那麼在大約二百天孕育後，嬰兒頭顱發育完成，神祇將從其「百會穴」投射入「靈魂」，此波束終其一生將受人體能場的束縛而操控人體。

為了給嬰兒一個「愛」心的幼年回憶，進而培育其成長後的思想行為擁有愛心，所以為人父母者，不管體質強弱，母乳多寡，都應該視情況先行以母乳供應嬰兒吸食，如母體較弱，可在一段時期後斷乳，改以牛乳餵食，在哺乳期內也應禁絕菸、酒，以免傷及嬰兒黏膜或破壞其肝臟。若乳汁過分豐盛，引起疼痛感，可用吸乳器加以吸取，以防乳炎。

嬰兒期由於母體抗體仍然存在，較少會罹患重大疾病，但有一要特別注意的，即是發燒情況，除了應迅速從肛門塞入退燒劑外，應即刻就醫，以免高溫燒毀人腦細胞，就變為「白癡」了。也枉費了神之意旨。

終人一生，一句話：謝天、謝地、謝神！愛天、愛地、愛神！

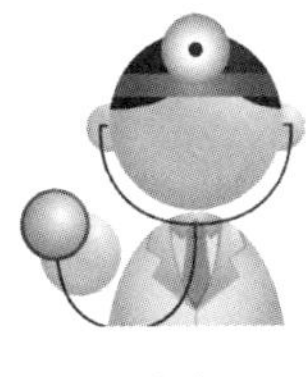

第一章　長生總論

「人出生後如歷經細菌（普通顯微鏡可以看見），病毒（須經百萬倍放大方可看見）之侵害，可能害死細胞是謂『病死』；另外，亦可能因細胞之受激產生變化轉為癌細胞，它可以無限制的分裂，生長積聚成瘤，繼而吞食轉移至其他細胞，破壞人體組織，是謂『癌死』；亦可能隨年齡增長，細胞失去活力，或停止分裂，或受帶電子之氧氣等自由基（帶不成對電荷之分子、原子或離子）氧化而逐漸『老死』；或受天災人禍導致『意外而死』。」

生、老、病、死之祕

現在科學已經發現各種細菌之藥方，對於主要病毒，也只剩感冒與愛滋，但是感冒後一至二週內，人體內的免疫系統自能消滅此種病毒，不必擔懼，而愛滋目前雖尚無解藥，卻可透過適當的防護以避免；至於意外死亡，也只能靠小心謹慎，修口、修心、修行而化災；惟如何避免受癌毒蝕身而逐漸老化，常是人們最關心的課題。

「人體細胞在胚胎期透過分裂（複製）、自殘（細胞功能完成後加以去除）而形成胎兒；之後，細胞有不再繼續分裂的，如心臟、腦等；也有些細胞會不斷的分裂成新細胞，而老細胞則不斷消失，等達到其細胞核內之染色體設定的分裂極限數後，就停止分裂，組織就開始『鬆垮』，活性衰退，即老化。」

究其原因，海福立克已經由實驗證明：在染色體端有相同之粒狀結構重複組合，每細胞計有二百五十至二千節此種結構，分裂一次，就「計數」脫落一節，等脫落完時，細胞也停止分裂；人體以氧為能源，吸收氧，經動脈運至人體後，生成二氧化碳再經由肺輸出，在一未知的因素（通常為輸入異常能源後）下，氧原子或氧分子與不成對之電子結合成活性氧（又稱游離基），它氧化能力會激增，其氧化力會破壞細胞，猶如「鏽化」之過程。

此種鏽化過程若同時在不分裂與分裂細胞內進行，對不分裂的形成毒害或老化，至某種程度細胞死亡，是曰「細胞壞死」；對會分裂的形成殘害後，細胞會進行修補，如修補不好就分裂成新細胞，對舊細胞會自殘後排出，但無形中細胞已「減壽」一端節；如修補不好（例如基因有缺陷時）之舊體無法經「自殘」而將之排出體外就變成突變之細胞，若此種細胞之染色體端粒受損無法「辨識」，此突變細胞就不受原「特定分裂數」及「特定情況下分裂」的指令密碼所控制，就不斷的分裂繁殖擴展，有如「鳩佔雀巢」，吸收人體大部分養分，使正常細胞衰竭而死，是謂「癌死」。此種「癌」細胞即使離開人體，只要供以養分，仍可不斷的分裂生長，又稱「不死細胞」。

即使人體的壽命受限於細胞體內染色體端粒的節數（分裂次數），而有一極限值。但至少我們可以儘量使細胞不受毒害，減慢老化的速率，來延增我們的「天壽」，而且不要使細胞「癌化」，讓自己痛苦而死。

既然老化的主因是「氧化」，那麼食以抗氧化物質並建立一抗氧化之機構，絕對可以使人減緩「老化」。食物中以各種豆類及維他命A、B、C特具抗氧化力，尤其是維他命E更有特高強度抗氧化力，所以如果記取下列口號並付之實施，當可使人減緩老化，那就是：

「晨起一顆A、B，中餐十粒豆，晚寢一粒C、E」。

至於防癌，除了須抗氧化外，也應避免自人體各部門輸入不能化解之「崩潰量能」，因其易使氧與「異物」結合成活性氧外，也可能會使細胞吸收該能後，在無法分解排除下形成變態之癌細胞。如何在各組織上避免輸入癌症的能場，在本書第四章有論述。另外如能養成「不吸菸，少喝酒」的習慣，也可避免癌之誘發，因為香菸中含有十六種以上之致癌元素，如鉳……等，而酒精會燒燬肝細胞外，並容易溶出致癌因子，皆以不食為上策。

以上學說似乎也可以導致下面之學說，說明炁功可以防癌及防止老化：

由於活性氧是帶有電荷的氧原子或氧分子，基本上它不是處於基態，它擁有較高的能階，也就是說在密閉系內它是不穩定的，它有失去電荷回復中性的自然趨勢。當然藉著「氧化」細胞造成細胞老化是個路徑，然而若能透過禪坐（臥）、睡眠，讓活性氧丟掉電荷，回復基態之低能階，當可減少細胞被氧化而老化的機會；另外由於炁（古代氣字）形同二氧化碳雷射，當練炁之時，由於須將正常之氧與碳結合生成二氧化碳，無形中也減少了氧與其他成分結合生成活性氧的機會，可避免「氧化」細胞，而透過炁之生成又可殺菌，並刷新細胞，可謂一舉數得。所以說，生與炁幾乎可以劃上等號。

永生，是違反天命的，因為人若不死，基因就無從透過生殖加以變種、改良，形成多樣性及更適應環境，以免人類受到淘汰。由不死的癌症細胞反而會淘汰自然的人體細胞就是一例。但是長生的追求卻是順自然的，唯有反璞歸真，順應天道，才能活至「天壽」。並於天壽盡時，靈魂出竅回歸人類本源後，又踏上另一趟生之旅，真可謂緣起緣滅，生死死生！

自我檢驗

在自動控制系統內，最重要的是在各輸出端口收集信號來偵測系統狀態，如系統有狀況立刻會輸出一信號連結到某一輸入端，而藉由調整輸入來調整輸出。人，也應該跟著感測輸出點的「感覺」走，以期能及早發現病變，而縮減療程。那麼有哪些「徵兆輸出」該注意的呢？

(1)喉：喉痛應該注意咳嗽。白天咳為熱咳，通常為感冒引起，另有肺、支氣管炎、胸腹炎、腫瘤、刺激等原因，感冒時也會流鼻水、發燒；夜咳為冷咳，注意滋補身體。有時胃病，也會因酸氣刺激喉部而引起咳嗽。

(2)發燒：為白血球激增現象，服塞退燒劑後迅速就醫，以查明病情；絕不可稍延時刻，以免腦部細胞受損，變為植物人。

(3) 口氣：現代科學已可以將人體吐出之口氣收集後分析一個人之健康狀態。一個健康人口氣應為清新，無「火」熱感，無臭味。火氣大，乃肝不佳；口臭，為牙病、肝病或消化系統毛病。

(4) 糞便：呈米黃色，不應呈黑、青色或帶血絲，否則為消化或排泄系統病變。

(5) 小便：應呈黃色且清澈散開，若黏稠呈血色或咖啡色或有痛感或帶血絲，則為腎臟系統病變。如呈茶色，則可能為黃膽症。

(6) 眼睛：眼白呈青或黃色時，代表肝膽病變。眼帶血絲則為肝火大。

(7) 皮膚：若呈深黃，亦為肝膽病變，在皮膚病初發前，患處會有癢痛感。

(8) 鼻氣：呼吸時鼻氣通暢若息，若呈「喘」相，乃呼吸系統病變。

(9) 人氣：練功者身上會出現體香，患癌症者身上會散發特殊味道。白帶或化膿時則出現惡臭。

(10) 狐臭：由腋下發出之酸臭味，可改採素食習慣，以降低血液酸度來降低味道或根除，如仍無法斷根，可用手術切除之。

(11) 腳臭：染患香港腳時可聞之，可保腳部乾燥、擦藥或浸入黑醋溶液或抹鹽巴以殺菌。

(12) 咳血：可能為肺結核、肺癌或支氣管炎。或只單純為因咳嗽所引發之微血管破裂。

(13) 嘔酸：為胃病變或單純的吃食酸甜食物所引起之胃酸分泌過多，如在食用鹼性食物中和後仍未改善，則為胃病變。

(14) 指趾基部兩側痛感：人體十二經絡的源（終）點穴道位於手（足）指（趾）基部兩側，揉按它如出現痠麻、刺痛感者代表有該經絡的相關病變。詳見《不藥自癒》一書。

當疾病臨身時，務請由各感官之不適感依循以上症狀判斷後，依照本書所述各法加以療養，以期能健康快樂，安享天年。

長生之道

長生之道，在順天道而行。筆者綜合養生章節，歸納整理出一長生之道，希望每個人都能擁有足夠長的生之旅，為生命、為自己、為子孫、為世人留下美麗的回憶。也但願諸如「子欲養而親不待」的憾事永遠絕跡。

(1)注意生命三要素（陽光、空氣、水分）之品質：適度照射陽光，在空氣污濁處戴上口罩，如水質不良，改喝經淨化處理，並完全煮沸之水或沖泡茶葉。

(2)養成儘可能素食之習慣，且少量多樣，只吃七、八分飽，若對食譜成分有研究，可按醣類（碳水化合物）、脂肪、蛋白之比為六：三：一配食。

(3)養成食後必刷牙習慣，並常以叩齒、攪海或捏顎之動作，讓津液滿口後吞服之。

(4)不要從口、腦輸入崩潰能量以防癌（見第四章）。

(5)以武息（深呼吸）代替文息（淺呼吸），即吸時縮腹，吐氣時凸腹，呼與吸之時間比為一比二。

(6)深呼吸之同時，想像在作忍尿及忍便之動作，即併用提肛、縮莖（或腔）之動作以強腎。

(7)每天利用空閒（如午休時）指壓手指足趾兩旁後側之反射穴點：井穴（見圖四），看有無痛點，如有，儘可能一直壓按之，使痛感減弱或消失，之後每天並針對該反射處作重點按摩，若併以食療法則更佳。

(8)空閒或感倦怠時，閉眼、不動，意守下腹丹田穴五分鐘並按摩帶脈（環繞腰帶），腎強者意守鼻端眉心印堂穴以補神氣。

(9)患病時隨時閉眼、靜心、意守患處，如能以禪坐或禪臥方式為之更佳。

(10)除非生病，每天洗澡（頭），徹底清除污垢，以熱噴水器沖刷全身，注意沖淋某部時，想像意氣隨熱水而行拂掠過周身經絡。（例如沿五指手指尖端往手臂噴「刷」時，想像氣由五指「吸」入，同步沿臂而行），擦拭乾後，搓熱雙手，以雙手將全身磨擦五遍，如磨擦時，碰觸某穴位點（凹陷處）出現痛感，要找出相關經絡以明白病變臟腑的所在外，亦應於沐浴穿衣後對該穴位點重覆按摩。

(11)不可熬夜，睡前忌飲用茶、咖啡或興奮劑，行腳底按摩並指壓湧泉穴後打坐或禪臥以練「炁」功，三十分鐘或一小時後，身體南北向（順地磁），在定、靜、鬆下入睡。

(12)每天服用一顆四百單位之維他命E，以抗老化。

(13)每天做適度全身運動：如慢跑、呼拉圈、伏地挺身、交互蹲跳、仰臥起坐是最好、簡單、省錢之全身運動，白天可作慢跑、漫步、呼拉圈及交互蹲跳，臨睡前於床鋪上做伏地挺身、仰臥起坐。時間長度依體能狀態自行調整。

(14)以輸出回饋法檢驗自身體態，使能消除病變於初發時節。

(15)行事心境保持平穩、和諧、安謐之原則，勿有突變行為，以免自己或他人身心遭受異常衝擊致生災變。

(16)避免不潔性行為，依自己體能調整正常交合頻率（每週次數），中年後為求養生，可視狀況採交而不洩。

(17)禁止吸毒，服用興奮迷幻劑及共用針頭。

(18)步出車外或室外前、夜涼行車走路前，溫差變化甚大時（如黃昏來臨前、乍暖還寒時候）、大小便前、禪坐後、去醫院或墓地前，為了避免「邪」氣、「風」氣、「病」氣從背後俞穴入侵，宜先作五分鐘之深呼吸，以護住背後穴道，並在潛意識保持警戒態，以防惡氣入侵。

(19)慎選結婚對象：注意匹配、健康、互吸為原則，以免終生抑鬱寡歡；因為結婚匹對的同時，男女各半之染色體也決定了下代之遺傳基因。

(20)心存善念、多行善事。遇有障礙（痛苦、疾病或挫折）時，虔心、積聚強烈信念、再透過冥思或祈禱，跟小宇宙（自己體內細胞）及大宇宙（神靈）對話，將可激發潛能、拓展原力，消除障礙，獲得健康、快樂甚至「財富」。

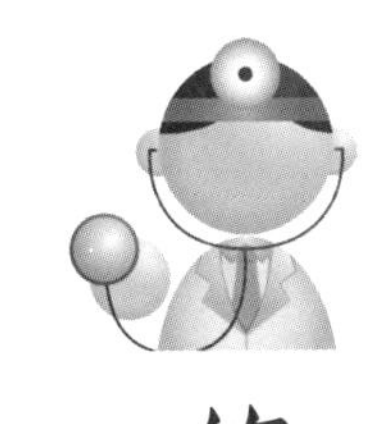

第二章　改用深呼吸法養生

為求健康，除了飲食外，我們需改變呼吸方式，本章將逐一介紹各種呼吸方法：

一、以武息（深呼吸）代替文息（淺呼吸）。

二、兼以「六字功訣」氣療臟腑。

三、輔以「臍呼吸」來健腸胃。

四、尖點（指尖、腳尖、根點）呼吸服氣法健腎強身。

五、統合呼吸法以行天道。

以武息代替文息

人在胎兒時，根本沒有用口鼻呼吸，而是全身毛孔在呼吸，稱之為胎息。之後口鼻形成，任督兩脈在舌端處分裂，開始採用口、鼻來呼吸。植物是吸收二氧化碳，而呼出氧，以行「光合作用」，製造養分。而人卻吸入氧，呼出二氧化碳，血缺了氧氣就不能運用。呼氣時，副交感神經受刺激擴張血管，吸氣時，交感神經受刺激收縮血管，只有當心氣旺盛時，才能使心臟以每分鐘七十次左右的收縮，擴張血管，產生如唧筒般的壓力，將血液運行至身體各部，而將血液內所含的營養提供全身的細胞組織。

筆者在這兒要引入的是一個重要的物理觀念，那就是「量變引起質變，質變亦會引起量變」的定律，因為人是自然的產物，當我們輸入不同量的能量（包括食物、空氣、壓力等）時，身體所產生的反應也不會相同。例如：當一個氧原子與一個碳原子結合在一起時，為一氧化碳CO，而二個氧原子與一個碳原子結合在一起時，成為二氧化碳CO_2，CO與CO_2各有不同的物理、化學特性，當人體吸收大量一氧化碳時就會中毒。而且若是從不同的輸入點輸入能量時，因為能量所經過的迴路並不同，身體的反應亦不同。

在胎息狀態下，人體用全身七百萬個氣孔及八萬四千個毛孔在呼吸，氧氣供應當然不虞匱乏，人體迅速的成長。然年齡漸長，一方面由於惰性，另方面由於地球環境的破壞，空氣間常充滿有毒氣體，於是人們採用胸腔呼吸方式，也就是一種淺呼吸方式，吸時，小腹微凸，呼時，小腹微縮，即所謂的「文息」。

現代科學已經證明，對於養生而言，這是一種不好的呼吸方式：當人們長時問的緊張、疲勞後，潛意識會使他深深的吐一口氣，而覺得相當舒服，因為除了「吐舊納新」外，由於「納多吐少」，氧氣充足，它也提供了心臟所需足夠的氧氣量。

現代科學已經實驗證明，長吸與短呼的時間比為二比一時，最適宜人體，所以，為了反璞歸真，為身體提供足夠的氧氣以健身，筆者建議讀者，從今天起，儘量行深呼吸

（即道家所謂的「武息」）以代替文息。

當我們行深呼吸（又稱逆式腹呼吸）時，舌抵上牙齦，並從脊椎骨提氣上升，（此時鼻子會大量吸入氧），小腹收縮，微忍氣後，舌尖下放，由嘴巴吐出混濁之氣。

採用武息法之後，新陳代謝功能激增，可防止細胞老化的速率，就掌握了健康之鑰。這種「武息法」也可運用在：當人們覺得有「寒意」時，為了避免「冷邪」之氣入侵，經由深呼吸動作，大量氣行經任督二脈，等於護住了全身臟腑的經脈，可以防止「風邪」入侵，避免引發感冒。

當採用淺呼吸時，除了量少不足提供心臟所需氧氣外，吸時脊椎骨並無配合動作，臟腑只有經由血氣運行獲得氣之滋潤，自比不上深呼吸時，大量氣行經脊椎骨（脊椎骨兩側為任督兩脈，主控全身經脈之通道），可使臟腑迅速獲得滋潤，就養身功效而言，自然大打折扣。若能在深吸時，加上「提肛」動作（提氣縮緊肛門，如忍小便狀），吐氣時緩緩鬆弛肛門，更可強化泌尿系統及強精補腎。

兼以「六字功訣」氣療臟腑

當代道家藏有「王軸經」，謂以六字氣訣，可治五臟六腑之病，其法重在「呼」上，即呼時嘴巴佐以呵（音科）、呼、呬（音「夕」）、嘘（音「虛」）、嘻、吹之音形向外吐氣，念時耳不得聞「六」字之音聲，其理乃經由此六字訣產生特定不同的低頻率音波場氣振盪，以牽引瀉出臟腑之毒氣，再靠吸採天地清氣補之。

附兩篇歌謠，以做參考，歌謠曰：

嘘屬肝神主其目　赤翳昏昏淚如哭　都緣肝熱氣上衝　嘘而理之最神速

呵屬心神主其舌　口中乾澀身煩熱　量疾深淺以呵之　上焦有病皆除決

四法靈應切須祕　內屬鼻根外關肺　塞熱勞悶及毒瘡　以斯吐納無不濟

吹屬腎臟主其耳　腰膝冷多陽道痿　微微縱氣以吹之　不用外邊求藥餌

嘻屬三焦有疾起　三焦所有不和氣　不和之氣損三焦　但使嘻之而自理

呼屬脾神主其土　煩熱氣脹腹如鼓　四肢壅悶氣難通　呼而理之復如故

又曰

春噓明目木扶肝　夏至呵心火自閑　秋呬定知金肺潤　冬吹惟要腎中安

三焦嘻卻除煩熱　四季常呼脾化餐　切忌出聲聞口耳　其功尤勝保神丹

行六字訣呼吸時，採坐臥式皆可，因重在吐出濁氣，故採淺呼吸即可，先呼後吸，呼時口念六字訣中之任一字，吸時口念「吸」字，每回最少呼吸各六次，六字念完，最少三十六次以上（三十六次謂小周天，一天三遍，稱大周天，計一百零八次，故六字訣又名「百八訣」，堅持百日後，療效必明）。

採用「呵」字功可吐心臟毒氣，吸時補心氣；採「呼」氣功可散脾毒而補脾元；採用「呬」字功可瀉肺毒補肺元；採用「噓」字功可瀉肝毒補肝元；採用「嘻」字功可瀉膽毒，補膽元，理三焦；採用「吹」字功可瀉腎毒，補腎氣。「六字」兼採可理五臟六腑，若是用於病患，可針對自己適用臟腑採不同字訣做呼氣治療，當可祛病消毒，延年益壽。

此功法已經由中國養氣功之先進獲得許多實驗數據，並治癒好上百以上病患。但任何呼吸都要注意一個原則：慢、長、細、勻，與武息不同的是，深呼吸意在健身築基，培元固本，故先吸後呼，重的是「吸」；而「六字功訣」重在吐出濁毒，治療臟腑，故重的是「呼」。如能在病患部位採用某字功訣呼吸時，同時意注（觀想）該患處，便可速療病痛。

輔以「臍呼吸」以健腸胃

道家相傳有一種神功祕術，乃是採行「臍呼吸」。我們都知道，肚臍下三四寸處有「氣海穴」、「丹田穴」等，是謂「氣街」，乃身體精元的大本營。撇開神祕的咒語不談，臍呼吸的方法重點在於「引氣、觀想、圈化」六字，即練功時，從肚臍口引吸入一股氣，然後在觀想中導引這股氣以肚臍作圓心，任督二脈（身體中線）為軸作圈化動作，先繪出小圓，然後擴散繪大圓，等圓徑擴大碰觸至身體廓圍為止，然後緩緩吐氣，是為一週；實施此種「圈化」呼吸的度數並無限制，通常以施後胃清腸明，濁氣排出，胸腔舒坦時即可收功。此功法尤對腸胃系統疼痛有迅速驚人之療效，筆者曾教導多名病患施功後，患者無不額手稱幸，驚嘆不已。

以下，筆者嘗試以物理學、電子學的觀點，來闡述道家這種「祕術神功」。電子元件分為兩類：一為被動元件，不能作功，只能消耗，發散或儲藏能量，另一為主動元件，可以作功，如放大信號等。在被動元件中有三類，一為對電產生一定阻力的「電阻器」，一為儲藏電能的「電容器」，另一即儲藏磁能的「電感器」。

而「電感器」的俗名即「線圈」，只要將導線圈繞成圈，即成一電感器，而當電感器（線圈）通過電流時，依照安培定律，其周圍就會感應產生磁場，形成電磁波動。

電磁場是一種能量，也是一種波動，所以做圈化觀想呼吸時，因人體有生物電流，所產生的電磁場能，使病「氣」的結構原子內的電子，獲得軌道躍升所需的能量，因此提升至其高能階態而破壞其本質；而且此種帶有磁能的氣功場，也可加速殺死病毒的能力。不妨下次在排便前，做此「臍呼吸」，事後感覺腸胃是否較以前更加清明舒坦而得以證明其功效。

長期作臍呼吸，亦可增進人體上半身的免疫機能。

尖點（指尖、腳尖、根點）呼吸

凡是尖點處，是物質元素中活躍的電子最容易聚集之處，此即「肌膚效應」（Skiin effect），人體的尖點處，也是感覺細胞積聚之處，故也是最敏銳之處。首先，先來說明何謂尖點呼吸法：

(1) 指尖呼吸服氣法：將兩手伸直，如同前的武息方法，在深深提肛吸入氣的同時，除了緊縮肛門引氣沿脊椎上升直衝頭頂以外，同時亦想像由五指的尖端「吸」入大氣，「遍掃」肩膀；在呼氣時除了嘴巴微張，讓氣由百會穴下降由口唇呼出外，亦想像氣由指尖端放射出去，是為一呼吸。

(2)腳尖呼吸法：方法同(1)，只是將「指尖」改為「腳尖」，當然為了要服用大自然的精氣，最好赤腳行之。吸氣時，想像氣沿腳尖吸入後沿小腿、大腿直上腰部，吐氣時沿原來迴路退回腳趾尖端外，餘皆與(1)法同。

(3)根點呼吸法：此「根」點，乃指命根點，此法與深呼吸唯一不同之處，乃把原來引氣吸入之點由尾椎移至命根點，即仿照深呼吸法，想像由陰莖（男）前端（女的由陰門）吸縮入一股空氣，即是吸氣凹下腹的同時，除了緩緩的緊縮肛門，女的需收縮膣內肌肉，男的則向後縮緊陰莖肌肉，使氣沿著根徑上升，通過尾椎，往頭頂百會穴走，呼氣時則反向行之。

接下來我們來說明其原理：人的身體有幾條重要的經脈來運送氣血，在手臂外側有三條陽經，手臂內側有三條陰經，在腿部外內側亦有三條陽經、三條陰經，另任脈乃從肛門與陰莖中間的會陰穴起始，經肚臍，心窩沿身體中線直上經由喉嚨到達嘴唇。

而督脈乃從尾椎骨通過脊椎，經後腦部中心向前沿頭頂正中之百會穴而下臉部，到達嘴唇，任督兩脈在胚胎期分裂在舌處，所以通常呼吸或練武之人，所指的舌抵上牙齦（氣功師叫搭鵲橋），乃為了接通任督兩脈迴路（參考圖一），使自動生成生物電流（氣）。

在這些經絡上，佈滿了與內臟有關的重要穴道，萬病乃因氣阻、氣弱而起，所以指尖服氣法，可由氣的掃掠而通經絡，可健手及臟腑；腳尖呼吸法可以健腿及臟腑，而根點呼吸法則特別對「回春」深具奇效，可健腎強根，增強性能力，提昇性歡愉度，可謂夫妻百年合好之祕術，對於腎虛或冷感症者尤深具療效。

建議讀者從今以後多動加練習（每次十分鐘計，一天數次，視人而異。）

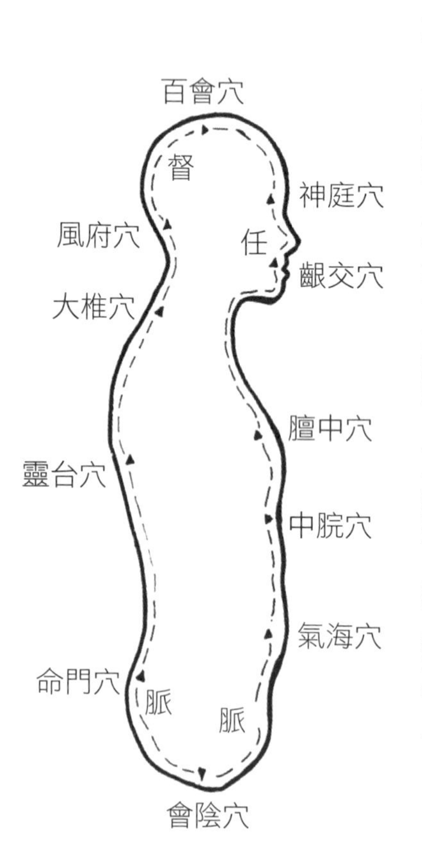

圖一：任督二脈（通督）之循行圖

統合呼吸法

由於習慣的變更，加上有的人並不習慣觀想氣的進行，所以讀者對以上呼吸法不妨循序漸進，由深呼吸法再加上提肛動作，然後再擴及根點呼吸並嘗試手尖服氣及腳尖服氣。等這些呼吸方法都純熟之後，則可採用統合呼吸法以代替平常的淺式呼吸法。

所謂「統合呼吸法」，顧名思義，乃是統合以上各種呼吸法。即深呼吸法加指尖呼吸法，如腳尖呼吸法再加上根點呼吸法，並加上肛門運動，在呼吸的同時，讓氣遍掃滋潤人身的奇經八脈，除可刺激五臟六腑、健身強腎之外，並可開發人的潛能，這種不用花錢的「仙丹」，何樂而不用呢？

莊子曾說：「真人之息以踵」，所謂「真人」，即修鍊成「仙」之人，「息」者，呼吸也；「踵」者，「腳後跟」也，也就是說，學會以腳後跟呼吸的人就能夠成仙人了。當學會統合呼吸法後，一吸一呼之間，全身毛細孔皆開放，百脈開闔，氣（人體之生物電流形成）通無阻，何煩病衰？

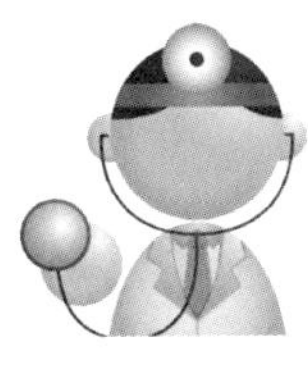

第三章　素食是王道

人要發育、生長，就需輸入能量，但能量只能改變它的形態而不能隨意加以創造；雖然能量不能創造，但由於物質為一靜止的能量，假設將一公斤的物質加以燃燒，由愛因斯坦的相對論：能量等於質量乘以光速的平方，那麼它就含有9×10^{16}焦爾的能量可轉化為熱能。也就是說，要使人體增長一公斤，假設人體完全吸收，並沒有消耗，至少要輸入9×10^{16}焦爾的能量，而一焦爾等於〇．二四卡，一卡的熱量等於使〇℃的水升高攝氏一度所耗的熱量。

也可以說：只有能量可以轉化為質量，而人體長胖、長高，代表的是一種質量的增加，當由外輸入能量時，必須先解離為基本元素，且在各種元素齊備時，方可重新組合成人體所需要的養分，假如臟腑吸收、排泄、解毒的功能正常，並經由遺傳密碼及運動提供人體空間可容納多的剩餘之養分。人將逐漸增胖、長高。

當然人的長度（高度）、寬度（胖度）的最終限制，將決定於遺傳因子、飲食，運動與地心引力之問的平衡。但不論人的身高、體重如何，只要健康就可以圓滿的執行生之旅。

那麼，究竟如何才能吃出健康？最簡單明確的方法不外吃素。本章將從科學觀點來論述素食健康之道：

從組織結構上論

人體就像草食動物及果食動物般缺少利爪以捕捉動物，只有四顆犬齒可撕裂生肉，但卻具有二十八顆臼齒及門齒以磨碎食物；胃中缺乏強烈胃酸（其量只有肉食動物之百分之五）以消化硬骨頭，但卻具鹼性唾液以消化穀類；用於消化植物性食物之澱粉酶種類甚多，而用於消化動物性食物的脂肪酶種類卻甚少；且腸道甚長，由於無法迅速的將易腐敗之肉類分解（因分解肉類所需的時間較長），致使食物留在腸內之時間激增，易生腐敗，並容易滋長病菌、危害人體。

故從人體組織結構上來看，「人體」絕對不是被設計來做為肉食的，他原先的設計，只要人們吃食穀類、蔬菜及水果。

從生理學上論

人體出生時及正常健康人的血液的酸鹼濃度呈現弱鹼性，其酸鹼濃度PH值為七點三，（中性物質之PH值定為七，大於七為鹼性，小於七為酸性；但酸鹼可以經過中和作用後，影響其酸鹼濃度值或轉化為中性。）

由於米為酸性，故我們應多吃些蔬菜、水果等，以使血液保持弱鹼性。植物所需要的營養較簡單，也就是說：通常只需要生命的三要素：空氣、陽光、水分足矣。有的尚須加些肥料（含礦物質），但人體組織發育所需要的營養類別甚多，包括蛋白質、脂肪、醣類、維他命及礦物質，缺一不可。

吃了太多的肉類，血液中酸濃度增加，將會與鈣、鉀結合形成碳酸鈣或碳酸鉀等化合物，並將多餘之水及二氧化碳經由腎臟及皮膚排出體外，而鈣為構成牙齒及骨頭的主要成分，缺了它，牙病遍生，骨頭脆弱甚至得到佝僂或軟骨病，筆者就曾靠素食治好牙周病。太多的酸一超過腎臟功能極限，就形成尿酸，積存在體內為肌肉所吸收，當變硬形成結晶體時，就產生風濕、關節痛風等毛病，當它留在神經組織內，就會造成神經痛等。而且由於鈣量的減少，細胞的滲透壓即遞減，而使細胞中的鎂（另一種礦物質）脫離，細胞因而老化而易致癌；另鉀量之不足，也會引起高血壓及心臟病，並使胰島素分泌不足而引致糖尿病。

酸性物質分解所形成之惡臭由齒中發出就形成口臭，由汗液中發出就形成體臭，由腋下發出就形成狐臭。而且酸汗會侵蝕皮膚，使之失去彈性與光澤而使皮膚老化。

此外，若吃太多的肉類，其分解後所產生之胺基酸所伴隨之「胺毒」，會將大腸內的有用細菌殺死，而逐漸喪失人體自製維他命的潛能。蔬果類所含之纖維素是一種不會被分解為碳水化合物的醣類，但它卻可促進人體腸壁蠕動，防止便祕，又能被大腸內的細菌改製為各種維他命。食物的養分中，醣類經分解為葡萄糖、蛋白質經分解為胺基酸後會進人大腸，脂肪則進入淋巴及血液系統，而大腸內有一種菌類，可以將胺基酸繼續分解，使廢物變成尿素排出，另一種菌類可以將醣類分解成二氧化碳和水排出，此類菌種可將纖維素改造成維他命。

科學家發現，素食者糞便中所含「醣分解菌」的成量至少為肉食者約二倍以上。此即肉食者內的「醣分解菌」由於長期被抑制，以致量少，相反的，素食者卻被「活化」，故量多。

從防老防癌的觀點來看：

在酸性溶液中，氧自由基會轉化為氫氧自由基，其鏽化（老化）細胞的能力會增為十倍，而素食者血液呈鹼性與肉食者呈酸性不同。又如果鏽化部分在染色體的端粒部份，則會使分裂計數器功能失常或成癌，故基於防老及防癌的觀點，素食絕對是王道。

從淨化血液的觀點上看

動物在被殺之前，由於恐懼、緊張、痛苦，身體為了抵抗這種壓力，會產生病變而致毒，死後之肉內，除了本身可能含有的生前病毒外，其血液及身體中因此會含有毒之排泄物及尿酸，此種病毒不一定能因燒食而去除，當它不能為肝臟及腎臟所分解時，就形成了毒素，隨血液運送到身體各部，想想，經由肉食卻輸入了含毒的血液，那是多恐怖的事?為了要淨化血液，素食乃是最佳選擇。

從養分分解吸納的流程來看

電腦與人腦一樣，電腦有中央運算單位（C.P.U）發出指令，執行程式。而人也由腦部發出命令，處理事情，五臟六腑也依照特定的「流程」處理食物的吸納。

食物的吸納流程如下頁表(二)所示，由表中可看出：當輸入肉食時，由(一)到(二)的這個單純的步驟，需要相當繁雜的步驟（流程），因為肉食動物本身即是屬於進化層次高的族群，肉體的組織相當「細密」，要把它重新分解，去蕪存菁，當然需要較素食更多的時間。將素食完全分解吸收，一般人通常只需一天時間足矣，而肉食者通常則需要三天，才有辦法將肉完全分解吸收。

長時間接觸腸胃，肉自身當然容易腐化生菌，產生毒素、惡臭等。另方面因為動

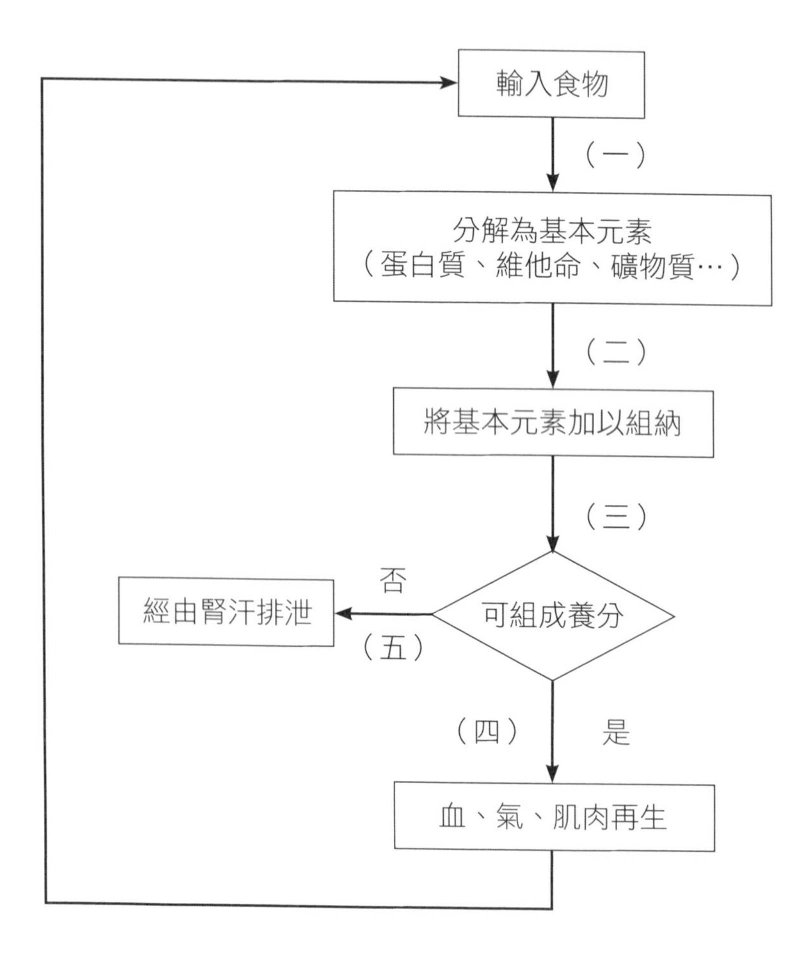

輸入食物
（一）
分解為基本元素
（蛋白質、維他命、礦物質…）
（二）
將基本元素加以組納
（三）
否
經由腎汗排泄
可組成養分
（五）
（四）
是
血、氣、肌肉再生

表二 食物吸納流程圖

物本身所含的病變、毒素，僥倖能由肝臟分解的會加重肝膽的負擔，有的能由腎臟、汗液排出的亦增加了腎臟的負擔，而一小部分留存在體內的，累積一定的「量」後，到了「量變點」，就產生了「質變」，而留下身體病變的基石。

筆者在肉食階段，一天維持一次「排泄」，化妝間屢聞惡臭而改為素食，在三餐之後四小時內，似乎已能完全分解吸收素食，因為每餐四小時後都必須排泄一次，而口腔、汗液、糞便都再也沒有臭味，使我再一次體會「健康之道無他，反璞歸真而已。」這句話的真實與可貴。

從宗教及因果律論

孟子曰：「見其生不忍見其死，聞其聲不忍食其肉，是以君子遠庖廚也。」筆者曾看過一部電影，有一幕鏡頭時常在腦內盤旋，揮之不去。那就是：有幾位外星人乘太空船到地球，看見一群「人」正在烤鹿肉吃，不禁驚嘆道：「這個星球怎麼這麼落後，這群動物（人）怎麼只為了『好吃』而去殘殺另外一種動物（鹿）？」並非真是肉好吃，而是人為了減低罪惡感，增加慾念，在裡面添加了香料及佐料來欺騙感官，讀者不妨在皆不添加佐料的情況下去比較「肉食」或「素食」，看看哪一種真會令你的齒際留香？當然每個人的品味不同，也有所謂「逐臭之夫者」。

但是就純粹科學與玄學的觀點來看，有因就有果的所謂「因果定律」是物理學的一大定律，物質是一種靜止的能量，而生物是一種動的能量，經由肢體的動作產生的是動能及熱能的消耗，而經由思想消耗掉的是另一種場能（類似電磁波能但卻又不完全相同，科學家也已攝取到質量為數毫克之光束波場，在人死後由百會穴中射出，即證明了「靈魂」的存在。

當人殺生時，生物的靈魂的場波由其本體離出而達另一個空間，此時已結下了「因」，自會有「果報」；也許此「場波」也將與人體五官所放射的氣場，或腦海所放射的念波場相作用，而影響了人的行為或命運（現世報），或者此種含怨的波場將「記錄」或「傳達」到另一個空間去，而對殺生人的「未來」產生「果報」，究竟是什麼「果」？那是未來科學（玄學）探討的主題，但筆者相信，至少那種「果報」對殺生人而言，絕不會是一種「福報」，這也就是佛家所謂「積下了惡業障」，佛無它，每個人皆可成佛，正所謂「放下屠刀，立地成佛」。

當然這裡所謂的「屠刀」，除了狹義操刀殺生外，還包括廣意的欺虐生命。所以若想要種善因，廣大吸納各種善意回響波場，以求善果，獲得助力，惟有杜絕「屠夫」操刀殺生之機會。或有甚者認為「屠夫殺生我吃肉，與我何干？」殊不知，屠夫操刀殺生乃為我等肉食者，「我不殺伯仁，但伯仁因我而死」。

肉食者形成了「屠夫殺生」之因果循環內的一環，所種「惡因」雖較小，但「小惡亦惡」，累積眾小惡達大惡可能所獲的惡報當不小，不可不慎。因果定律已是物理現象的鐵律，有因必有果，若未現只是時間未到或空間未在，而不是「不報」，故基於因果律，本著積善心結善果的理念，人們應該堅持「吃素」一途。

如何吃出健康

人體一天至少應攝取一二〇〇大卡路里的熱量（大卡即千卡，即相當於把一公斤的水升高攝氏一度所需熱量）以維持組織正常運作，此種最低熱含量稱為「營養界限」，一克物質完全燃燒，理論上可達2.16×10^{13}卡的熱量，當然食物在體內並非完全燃燒，而且每個人的生理機構猶如不同的化學工廠，吸收率亦不同，所以只要我們吃對了身體所需要的營養種類，亦即包含了蛋白質、醣類、維他命、礦物質（脂肪可由分解蛋白質後在體內合成）、纖維素等，人體即可吃出健康。

撇開「宗教」上論點的爭議，我想最好採「奶蛋素」，即吃蛋、喝乳以補充蛋白質。因為植物性蛋白雖較動物性蛋白容易為人體所吸收，但是往往缺乏特種胺基酸以組成人體結構，如能食蛋與穀類互補，將可防止蛋白質缺乏。素食者攝食應該注意到「少量多樣」的原則，每餐大概選購五種以上不同的蔬、果，當可補足鈣、鐵、鋅等礦物質之缺乏。如採「全素」或「純素」者（不吃蛋與喝牛乳），則應補充B_{12}維他命，並應多多照射陽光，以讓人體能自動合成維他命D。

對於全素者，應多食用黃豆製品，如豆漿、豆腐；豆腐又名「無骨之肉」，可見其營養成分，它可減少膽固醇，避免女體晚經及提早停經，並減低乳癌罹患率，頗值大力提倡。但生長發育中的小孩，避免「全素」為佳，因為父母常會忘了替嬰兒加添維他命及多曬陽光。

另外我們全身所需要的養分並不多，因為一克物質已內含2×10^{13}卡能量，所以除非是在發育期或想增胖時，應謹守「少食」的習慣，約食至意念達「七八分飽」足矣。學過音響的人都知道，當音量被開至最大時，所聽到的是飽和失真的聲音，並不真美，反而開至七〇％左右方可聆聽最美妙不失真的最大功率輸出的音樂。

因為任何「物體」被設計時，都需保留二〇％至三〇％的彈性空間，以做該物質彈性疲乏時之用，而音響之音量最大處，只是預備當電子元件（加半導體）衰老，其放大能力減弱時做補償之用罷了；同理，人的眼、耳、鼻、舌、身、意是一個相當好的感測器，所以「跟著感覺走」是最佳的健康之道，當「意」感七八分飽時，即應停止進食。

我們並不需要輸入太多的能量來增加五臟六腑的負擔，「意念」、五官與臟腑是生命的共同體，我們又何忍去折損，摧殘他們？

素食治病

素食治病的範圍很廣，限於篇幅，以下僅擇熟見種類之精華加以闡述：

(1)薑：可殺菌，薑湯可治感冒。其作法為：買來生薑與黑糖加水煮成湯趁熱喝之即可。另可治頭痛、腹痛、消化不良。

(2)金桔：可治咳嗽、化痰，市售有其製成之「桔子餅」可在感冒時服用。

(3)香蕉：含多醣、維他命A、B、E，可治血便、熱症及便祕，當便祕時，一根香蕉下肚立通腸胃，惟其甜度甚高，胃酸患者僅食半根足矣。

(4)葡萄：含蘋果酸、檸檬酸、維他命B、C，並含豐富葡萄糖（腦細胞能用之唯一種養分），歐洲流行「葡萄療法」，可治腦神經衰弱、貧血、氣喘、感冒及因鼻病引起之腦部缺氧性頭痛。

(5)茶：含蛋白質、鈣、咖啡因及維他命A、B、C，可消除疲勞、驅除睡意、減肥、治膽結石、感冒，唯睡前不宜飲食並忌飲隔日之茶，所謂「當日茶解毒，隔夜茶生毒」。

(6)海帶：含碘（甲狀腺體成分）可治甲狀腺腫，可促進胰島素（減少血醣激素）分泌，可防糖尿病，另含鍺元素，可使癌細胞之電位降低而降低其活力，故可防癌。

(7)黑豆：含蛋白質、酵素、維他命，可利尿、去濕、補腎血、祛毒、治療氣喘及風濕症。前曾流行黑豆療法，市售有罐裝者，寺院稱其為「田中肉」，用其製成黑豆豆腐。

(8)木瓜：含維他命A及「木瓜酶」，可迅速分解肉類，可治便祕、嘔吐並防止膽固醇太高而引起之高血壓、心臟病，並治因肉類末及分解殘留在口腔而酸化腐臭所致之「口臭」。

(9)豆腐：含蛋白質、維他命B_1、B_2、及多鈣，可使血醣所解離的碳酸（二氧化碳及水）與鈣合成炭酸鈣之硬粒而排出，故可防解糖尿病症狀。

(10) 蒜頭：可殺菌、整腸、強精，可除肉臭以及治狐臭及防癌。

(11) 海藻：含蛋白質、藻酸及鈣、鈉、鎂、碘，可治甲狀腺腫，常食，可將酸性血液轉化為鹼性以達變換體質之功。

(12) 菠菜：含維他命A、B_1、K，含多鐵，可促進紅血球之製造以治貧血、掉髮及體虛，即電視上卡通「大力水手」所食之菜。

(13) 紫菜：含蛋白質、維他命A、B_2，可促進皮膚彈性及光澤，又含鈣磷鐵可造血以防止高血壓並消除氣喘，與髮菜同食可使頭髮烏溜亮麗。

(14) 高麗菜：含鈣鐵、離氨酸（蛋白質成份）、維他命A、B、C、K、E、U外，亦含維他命E，故可抗衰防老，含維他命U可治胃潰瘍，將其生菜葉片絞（榨）成汁食用，可治肺結核。

(15) 蘿蔔：含葡萄糖、蛋白質、維他命及多種酵素，可止渴、美顏、助消化兼治肩膀痠痛、腹痛、牙痛及夜盲，將蘿蔔絞碎曬乾製成泥狀敷臉可治青春痘。

(16) 枸杞：含鉀可防動脈硬化、含蘆丁可強化血管，又有甜菜鹼可強肝，含鍺可防癌，是萬能寶藥。

(17) 紅豆：含B_1、B_2可利尿、通腸及治腎臟病。

(18) 蘋果：含有檸檬酸，能促進消化及精液的合成，並可加強新陳代謝以強肝，兼可治腹痛、下痢、喉痛。

(19) 梨：可生津化痰，主治咳嗽、便祕、糖尿病。

(20) 牛乳：含蛋白質、脂肪、維他命、礦物質，可治失眠、發育不良、敗腎、糖尿病、便祕、感冒，呈血鹼性可治胃酸。

(21) 雞蛋：一顆雞蛋可孵成一隻雞，也就是說雞蛋含有至高養分，一次性行為損失精力以一顆蛋補充足矣，可強腎、補精、促進發育，主治敗腎，體虛及流鼻血。

此外，由於素食後血液常保鹼性，而肉食者因肉酸會抽離骨頭之鈣而致骨脆瘦痛，若常食用往往會形成過量之碳酸鈣等固體沉澱（結石），導致尿結石，另由於心臟為了輸送血液中之固體，自需較大壓力，致引起高血壓、心臟病，故素食者可防止此類「血管病變」，其中代表者為芹菜防治高血壓、黃瓜治心臟病。

素食吃法

素食在吃法上要注意四點：

(1)吃新鮮蔬果：維他命之壽命期很短、蔬果主含維他命及礦物質，故宜食新鮮品。

(2)火旺快炒：以減少養分流失。

(3)菜湯並喝：因養分已溶進湯內，故若煮菜湯，宜湯菜一併食用。

(4)常食量足：量夠方足以致質變，除了腸系病變外，須注意經常食用，方能使量足以改變體質，修護病變。

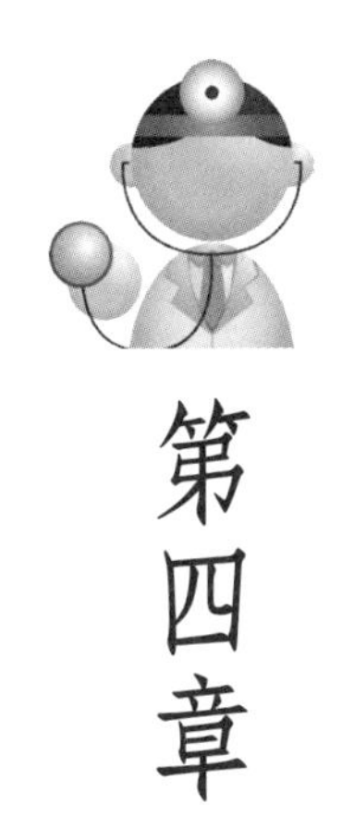

第四章　器官張量與防癌

器官張量與防癌

所謂張量（Tensor）乃是一種物理量，當一種能量（熱能、力能、質能）加入於一系統後，系統應變吸收此能量後所殘存的能量，謂之「張量」。每個系統所能吸收的能量皆有定值，此值稱為該系統的「最大應變量」，當所加的能量超過此量時，系統或物質的外觀或物理特性皆會產生永久性的變化；同理，當多次加予過量的能量後，系統累積的「張量」經過「疊加效果」，（質能除可以互換外，質能皆不滅，是謂「能量守恆」定理）自然會因超過最大「應變量」而產生永久性變化。

在這兒，我們可以舉一個例子來說明此種現象：

當我們把一根棒棍施以垂直方向的力量（宛如要折斷它）時，如果所加之力甚小，此「力能」將為棒棍內的原子及分子所吸收，變為動能或熱能。但當我們所加的力道超過某值（彈性疲乏）時，棒棍就產生永久性的變形。若我們所加的力道繼續增加時，棒棍吸收不了，就會受到破壞而折斷。

當我們還在胎兒時，有著「胎盤」保護著我們，使我們免受各種能量（除了母體能量）的影響，但自呱呱墜地起，我們身處大自然中，五官、七竅、腦、皮膚皆成了與各種能量（包括波場）接觸的前哨兵；要是我們身體這個系統處理不善，輕者累積「張量」，產生疾病；當累積「張量」超過細胞所能處理的範圍時，就產生了類似彈性疲乏的現象，生成病變，即成癌。所以在談論身體各部門如何處理各種輸入的物理量之前，我們有必要對聲、光、波、電、磁、射線等，與人們息息相關的能量做進一步的認識與分析。

聲、電、光、射線、甚至人體的氣波都是一種波動，在一九八五年，大陸科學家王修璧在「有關人體潛能研究的若干問題」、「人體特異功能研究」內所提到，由科學實驗顯示，人體氣波場頻率為一〇三六〇MHz【M為百萬，Hz（赫茲）為頻率單位，即每秒多少週數。】為一種微波（近於紅外線）的波動。

我們耳朵的聽覺只能聽到每秒兩萬次以下的波動，所以對於每秒兩萬次以下的波動，我們稱之為聲（音），音波因為頻率低，波長長（頻率乘以波長即為波速），振動慢，無法快速變動而產生強的電場及磁場（變動的電場會產生磁場），再化為電磁波動傳遞到遠處，只能做近距離傳播（同理，電源的頻率為五〇赫茲成六〇赫茲，亦為一種低頻振動，須靠電線加以傳播，又稱有線電）；當振動加快時，變化的電場快速的生成磁場（磁場與電場互相垂直），就形成一種電磁波動，沿著電磁場組成的平面的垂直方向向外傳播，這就是電磁波動。

音波及電磁波都必須靠介質加以傳播，在真空中不能傳播，但等到波動的頻率較電磁波動更增加時，就化為光線。光線由紅外線到紫外線，包括在其頻譜中的紅橙黃綠藍靛紫的各種可見光，我們可經由特殊的裝置得一純單色光（光通常含各種雜色），即雷射光。光線可在真空中傳播，光波除具電磁場波特性外，光粒子本身亦具能量，即光能。比光更快的振動就化為X光及各種具穿透性、含輻射線的各種射線。

當波動振動愈來愈快，其波長就愈來愈短，每種物質都含原子，都有特定波長，當波傳至物質時，若波長較短，就會「穿透」物質，了解這個道理，我們也就了解「微波」可殺菌之原理，同時也了解到，我們不可將手置於「微波爐」，以免受到傷害；同時，我們也應避免長期曝曬在陽光下，因為紫外線是比「微波」更短的波動，會對人體的皮膚造成傷害。

早期，人們喜歡經由「日光浴」把皮膚曬得黑黑的，謂之「健康」，其實當身體皮膚「變色」時，那已是一種「警告標示」，已是一種「輕微度的灼傷」。

現在，且讓我們來看看，我們究竟應如何避免讓身體累積致癌，甚至毀損的張量能呢？首先，就讓我們分從各種竅門、五官來說起：

眼睛的保健

眼主司「光」能，眼睛是「光」最好的感受器，當光線照射到物質時，經由反射到達視網膜上，就會成像，使我們得以辨識物質。對眼睛的保健在於：

(1)避免在光通量不足的情況下視物或看書，以免眼睛為了要「明視」，過度用力聚焦，致使視焦距變短而形成近視、亂視。

(2)勿使用不潔的毛巾洗臉，更勿用理髮廳內的公用毛巾擦拭到眼睛，不妨先將頭、手洗淨後，「以手代巾洗臉」，避免細菌、病毒經由眼滲入人體。

(3)避免眼球受到撞擊，眼球比照相機還細緻，當內部任何組件受到撞擊而破壞時，眼睛就「報銷」了，對於這「靈魂之窗」，我們應善加保護才對。

(4)晨起，刷牙後，以手沾唾液，揉按眼球四周，可生「明目保健」之功。

(5)避免太強的光線直射眼睛，尤其應避免雷射光波直接照射到眼睛，以免視網膜無法承受這種「光能張量」而毀損。

耳朵的保健

耳主司「聲能」，當聲音傳入到耳朵，引起耳膜振動而引起聽覺。耳朵保健之道在於：

(1) 當曝置於巨量音波的環境下，使用棉花塞入耳朵或以雙手遮蓋雙耳以隔絕音波，勿使耳膜振動振幅超過其容忍張量而失聰。
(2) 勿以尖物挖耳朵，耳膜組織乃相當纖細，切勿逞一時之快而戳破耳膜。
(3) 游泳或洗澡後，以乾淨棉條清理耳道，以防水中細菌或病毒侵入。
(4) 有空時，以雙手按摩耳朵，並施「鳴天鼓」的動作，即以兩手掌將耳翼向前壓伏後，雙手貼在後腦勺上，以食指及中指敲擊後腦，此時其中聽得咚咚聲，每次一分鐘足矣。力道以舒適感為原則：此法可避免聽力減弱，並刺激松果腺以調節荷爾蒙之分泌。

鼻子的保健

鼻主司「氣能」，即俗稱的「嗅覺」、「氣味覺」。所謂氣味，是物質內的原子所放射出來的場能，當鼻子吸入「不好」的氣味（包括毒氣、臭氣、病氣）時，那種對「人體不宜」的物質原子（或成分）將經由呼吸系統侵入了人體，當呼吸系統無法處理它，等到留存的「張量」超過定值時，就形成呼吸系統（鼻、咽喉、肺）之病變。所以呼吸系統之保健工作應：

(1)找出鼻過敏源，杜絕過敏源之接觸，如花粉、塵粉等。鼻病除開刀或長期每天慢跑外，徹底根治甚難，所以「減少發病機率」為免受鼻病之苦的首要目標。

(2)鼻聞異味時，迅速以手掩鼻，此時自不再聞異味，因為手上的皮膚會形成一個相當良好的屏障網，隔離了氣味場能的入侵。記住「迅速」之要訣，任何物理量都需累積能度到某一個「特定量」時，才會產生「質變」（當蚊子吸血時，愛滋病毒不會由病患傳染至人體，乃因病毒量小，不足以致病之故。）當任何有害的能量入侵人體時，我們如能減輕它的數量或濃度，當可使我們的身體傷害減最低。

(3)非不得已，儘量避免到墳場、鬼屋、醫院、垃圾場等地，因為這種地方充滿了邪氣、病氣、廢氣、毒氣，要是人們的防護措施不足或身體虛弱時，經由鼻子聞嗅吸入這種不良氣場、能量時，往往病得「莫名其妙」。現今科學對各種氣的分析尚少，但至少我們應做到「減少攝入」的機率，若情非得已時，也需以手掩鼻，行淺呼吸，將呼吸量減至最低值。

(4)不吸或戒除吸菸惡習，並拒吸二手菸，菸中含「尼古丁」等「異質」，當其侵入量累積到使肺細胞異化時，就形成肺癌。

(5)每天慢跑半小時，約半年後，由於人體免疫力增強且細胞已習慣跑步所需之大量的氧氣態，而產生良好變性，可治鼻病。

舌的保健

舌頭主司味覺，但還有一項常為人們所忽略的，就是它分泌唾液，而唾液是精、氣、神的原動力，道家煉丹術中的所謂「口服金丹」，即是「以口吞服唾液」，然後經由運氣調息法「化穀為精、化精為氣、化氣為神、化神還虛」，科學家現在已經從唾液中提煉出唾液腺荷爾蒙。

隨著年齡的增長，人體唾液的含量就逐漸的減少；當人們在過度緊張憂鬱（慮）之時，最常用的一句貼切的形容詞為「口乾舌燥」，因為緊張（緊張會形成神經系統之張量）、憂慮（思想波上產生張量能）會耗費大量能量，當然主精、氣、神的能源的唾液也被大部抽離之故。

貓、狗習慣以口去舔患部；人們也習慣以手沾唾液（口水）擦磨皮膚上紅腫之處，以消腫去病（此法適用於無破孔，以避免不潔口水內的細菌在未被殺害之前，由傷口進入人體）；以口水長期擦拭皺紋，可使皺紋消除；以唾液（應在刷牙後，以保唾液之純度）擦拭臉部，可使臉部散發光采，同時若以手沾唾液揉按眼睛四周，可收「目明」之效，並增強視力。

明乎此，就明白為什麼道家將唾液尊稱為「玉液」、「瓊漿」、「神水」、「玉漿」、「靈液」了；古人養生之道所謂的「言少」，不過是為了怕「過言」，以至唾液減少，減低人之生命力而老化罷了。筆者曾看過一篇報導，謂「唾液可以殺死愛滋病毒」，雖然後續的報導至今仍未出現，但筆者深信，「當唾液的成分夠純、夠濃時，科學家將可以從唾液中提煉出一種可消滅大多數病毒的藥方來。」人們被「構造」得精密巧妙且無與倫比，無理由被小小的病毒所擊敗，激發人的原力與潛力，人們終將發現，很多的「藥方」，人們根本「不假外求」。

既然唾液是這麼珍貴的資源，為了養生，與其消極的「言少」、「思少」，減少唾液的揮發外，倒不如透過科學方法，主動的去製造它。以下就介紹三種方法：

(1)口含話梅，吞食津液：古人有所謂「望梅止渴」的故事；唾液的分泌，是由顎下腺、耳下腺、舌下腺所主司，當「望梅」時，腦神經中樞會發出「吞食它」的指令，又因其含「酸意」，就會命令腺體大量分泌唾液以「中和」它，故吞食它或純只「望梅」、「語梅」後可達止渴之功。一日內若能準備三粒話梅分食，等激起大量唾液後吞食，當可養精補神。如在話梅未上市時節，亦可只將一顆話梅置於眼可及之處，覺得無精氣時，可立即「望梅止『疲』」。

(2)手按顎下，多次吞服：我們可以手（單、雙手皆可）按壓顎下，當可刺激顎下腺大量分泌唾液，等滿口後吞食。一日數次，自可見功效。

(3)赤龍攪海：不管在「八段錦」（相傳為武當張三豐真人所創）、「洗髓經」或道家的經書中，都會出現「赤龍攪海」之功法。「赤龍」乃指「紅色舌頭」而言，「海」，乃指「舌頭上佈滿唾液似海」，攪「海」，乃指「攪動唾液」。其法介紹如下：

首先將舌頭伸出牙齒外邊，轉動舌尖使由右臉頰方向依順時針往左臉頰方向轉動，轉動數十圈後，再縮舌頭至齒內，牙齒緊閉，再將舌頭依同前法向右轉動數十圈，等滿嘴生津（唾液）後止，分數次吞「服」下唾液。

此法因大量刺激到舌下腺、顎下腺及甚多細小的唾液腺，所生津液量最多，以此法長期吞服「仙丹」，自可去毒，增加免疫力，以達「洗髓」之功。

唾液，既可內服，也可外用。如果讀者因撞擊、蚊叮、蟲咬而致皮膚腫痛或瘀血、瘀青時，在無傷孔處，口沾唾液，按摩擦患部當可消腫而止痛。亦可用之以去皺紋，所以為了養生，人們實在應該糾正「每天早晨刷一次牙」之懶惰習慣，在食用任何食品後，要隨時刷牙，以確保精純的唾液含在口內；隨時供作「藥引子」、「生力軍」。

口的保健

物質乃一靜止的能量，我們生命所需的能量也泰半由口中輸入，俗諺有所謂的「垃圾進、垃圾出」，當我們所輸入食物的本質為「垃圾」形，不能為身體所用時，僥倖的由肝分解後，經由腎臟及排泄系統處理後，化為糞便、尿液排出體外；不能處理的就積留在體內，對五臟六腑俯形成「張量」，當張量累積到一定的量，達到質變時，就生成了「病變」，身體正常細胞就轉化為癌細胞，繼續侵蝕、吞食人體其它組織的細胞，致人體最後「吐血」而止。

筆者歷經親人的年衰而亡、中風而亡、車禍燒死、胃癌去世，當眼見親妹在花樣年華（二十六歲）由雙頰圓潤遭癌細胞侵蝕，到只剩皮包骨，每天為了止痛慘叫而要求我們給她施打速賜康（嗎啡為管制品，在癌後期常人及窮人根本無法及無力購得）時，我們內心的煎熬真非筆墨所能形容。「癌」，是讓所有病患及他的親屬最長期、最劇烈感受痛楚的痛（愛滋病者因免疫力喪失，一病即不可收拾，發病至死亡期間甚短，也不會有癌細胞吞食臟腑的劇痛）。

可是，我的二妹何辜，只因她在一個貧困的家境中長大，從中學起她就開始了三餐以「生力麵」為主食，生力麵中所含的添加物（包括防腐劑等）沒法經肝分解吸收，排出體外，經年累月的儲積在胃內，致胃潰瘍而生病變致癌。人們常因「我又不常吃內含防腐劑的食品，癌症與我又有何干」的觀念下而服食生力麵、罐頭……等添加人工甘劑、色素及防腐劑之食品，而忽略了未（病）變，並非永不（病）變，只是「積量」未達質變點罷了；當然，筆者承認每一個人的肝、腎、胃等都宛如不同的生化工廠，對所有的物質（包括食品、藥物）的處理反應都不同。

筆者曾見過這樣的例子：某甲泌尿系統因細菌感染發炎，經細菌培養指出有效藥劑後，服食該藥而祛病，他依同法告知感染源（他的女友）採服同樣藥劑，卻徒勞無功。

同理，每個人的五臟六腑雖如同不一樣的化學工廠，每一個人的「質變點」雖然都不同，但是「量變以致成質變，質變又會引生量變」的物理原則是放諸四海而皆準的。

每個人的生命都應被尊重，他有選擇如何去生活（包括進食）的自由，但如果你珍惜生命，何妨從今天起開始接近「自然食物」，揚棄「垃圾型食物」，避免任何「張量」輸入人體，除了盡量素食外，忌食任何添加人工甘劑、色素及防腐劑的食品（記住保存期限愈久的食品表示其所含的防腐劑愈多），避吃高溫烤炸、極度冰凍物品（溫度高、低至某一極限，就會破壞物質的分子結構而生質變），尤忌在吞食熱食後，迅速飲用冰水等飲料（那種情況就宛如在胃內製作煎煮「蚵仔煎」一樣，在滾沸的鍋內，滴入幾滴水滴，只聞「滋滋」的聲音，水滴當場氣化。）

那種由於環境在「短時間」內的大量變化所生成的物質抗力實在太大，絕非人體細胞所能承受得起，可能就在瞬間導致消化系統的破壞或積存張量，導致病變之源：故吃東西最好能細嚼慢嚥，除了減輕胃腸負擔外，亦可藉「唾液」這種「玉液瓊漿」好好的先將食物內含的細菌及病毒在「足量的唾液分泌量下」加以殺死。且可將農藥內的致癌物亞硝酸鹽分解為非致癌物質硝酸鹽。

另外，人身體的五官是很好的感測點，如果鼻聞酸臭之食物味，應忌食用；當口含食物，味覺其酸腐時，也應立刻吐出來，人有良好的偵測「感覺」系統，如不能跟著「感覺走」，對著感覺採取「回饋」的反應措施的話，真要愧生為「人」了。【人在飢餓時，人體內的「組織」，自然會分解產生熱量，以應需要。不要因怕「餓死」而吞食酸腐食物，所謂「餓死」通常是因「飢不擇食」而產生的「毒化而死」。想想，由愛因斯坦的公式，質量（每個人的體重）乘以光速的平方就知我們身體內所含有的量能有多大，就可知道，人不是那麼容易「餓死」的。】

另外，為了要保持血液濃度維持在適當的弱鹼質，我們應注意到每次所服食餐飲的酸、鹼值，注意「酸鹼可以中和」的原則，配食酸性及鹼性物質，一個建議採行的辦法是，當胃覺酸意而「嘔酸」時（此種情況，通常發生在食用糖果、香蕉等含高糖酸物質後），注意需立即食用鹼性（通常含鹹味）物質加以中和。

腦的保健

在腦海的百會穴內儲藏著靈魂，腦內有億萬個細胞，隨時發出各種「指令」，指揮人體的各種系統工作，可謂「腦在人在」、「腦亡人亡」，別說人腦的奧祕，至今科學仍無法發覺其萬分之一，即使有一天醫學可以換腦了，換的是不同的人腦，原來的人也形同「死亡」了。

腦雖然精密，但它也是物質，它也遵循大自然的物理定律，當人體覺得憂鬱、緊張、興奮、悲哀、恐懼、苦楚時，如果此種量不大，自可經反射動作而紓解，但如果這種量過大時（如極度緊張時），一小部分為人體化除外，大部分就形成「張量」積存在腦內，形成「張力」，產生「張壓」，尤其腦腔是堅硬的封閉體，此種壓力輕則形成偏頭痛、憂鬱症或影響內分泌，造成內分泌異常而生病，重者則引起腦壓升高，腦血管斷裂而形成「中風」或慢慢形成腦瘤，等腫大到某一時節，將阻塞及壓迫腦血管，程度輕者中風，中者變成植物人，重者當場死亡，焉可不慎？

所以，「為了養生，人們應該修持仁愛之心，隨緣生活、輕較得失，本祥和中庸之道，平穩（Smooth）及安祥（Easy）的去看待、處理周遭的事情。」當壓力產生之際，應立即尋找宣洩之道，將此種「脈衝式」的能量加以化除：其法不外：找親人、朋友先透過交談，由「聲波」宣洩一些能量；透過紙張，宣洩一些情感（如恨意等），然後分析事情形成之因，尋求解決之道。

一種建議的方法就是：「將如何解決困難的方法、程序圖先邏輯化，經商量思考後繪成「行動流程圖」，然後在流程圖內，你可以清楚的知道，為了解決困難等壓力，你行動的過程將含有多少行為、判斷及阻礙，然後依照方法，一一執行並加以解除；而且為了發揮潛力，你不妨將方法及目標時時默想，甚且與「自己對話」，這種「念力」，常有助於發揮潛力、解決問題、消除張力。」

在頭部，有無數的血管，除了運輸提供腦部所需要的氧分外，還供給其保護網（頭髮）營養，雖然頭髮的主要功用至今未明（有人說它是腦的發射及接收天線），但是每個人卻都非常注意頭髮的色澤與光彩；一個擁有滿頭烏黑及富光澤的頭髮的人，常是人欣慕的「年輕的」象徵。那麼如何能擁有它呢？它的訣竅在於：常梳理頭髮。人們通常習慣於在上班前做一次一天唯一的梳刷頭髮的動作，事實上這是不夠的，想要有一頭烏溜溜的頭髮，筆者建議從今天起隨身攜帶一支梳子，每天利用上化妝室的時間，或者空閒下來就梳一次頭髮，多刺激頭部經穴，必可達目的。

如果手邊欠缺梳子，不妨以手代梳，做個頭部梳按的動作。其法為：以雙手覆置於額頭頭髮前端，仿梳頭要領，稍微用力向後腦部梳刷，直達頸都，然後再以梳頭要領向雙耳方向梳按，至雙面頰為止，反覆數十次止。

此外，應避免過度焦慮。歷史上有伍子肯一夜急白了頭髮的故事，當過度焦慮的念波能自髮端放射出時，會「燒白」頭變。

如果罹患頭痛，可做下列方法行之：先以雙手揉按頭頂的百會穴，接下來揉按上臉頰兩邊凹下之太陽穴，再揉按鼻樑底端圓孔兩旁之迎香穴，再揉捏手大姆指與食指中間凹陷處的合谷穴（俗稱虎口），最後再揉按腳掌大姆指與次指中間凹陷處之行間穴（此時壓按時會有劇痛，等揉按到此處劇痛消失後，頭痛也消失了。）除了偏頭痛因是心理障礙所引起，需另消除「病源」外，通常疼痛感會自這些穴位點「洩」出而消失。

如果跌撞碰及腦部，要立即按壓人中穴（鼻下凹槽處）三分鐘，可防止頭顱內出血造成往後的腦溢血甚至中風。

此外，腦細胞唯一能用的營養素只有葡萄糖，須靠米麵糖在有氧下分解，所以患鼻病者常會有失憶態因氧氣不足故，故要多吃米麵外，還要多運動、深呼吸，以保健腦細胞。

皮膚及泌尿系統的保健

皮膚總面積約二平方公尺，三．五公斤，由顆粒層、角質層及有棘層構成，身體上約有二〇％之血液流經體表皮膚下，調節溫度，皮膚有許多的感應器（觸覺為主），但大都分佈於手上，皮膚下有黑色素細胞，可吸收紫外線，皮膚上並佈滿氣孔、毛孔及汗腺，除經由汗腺排出髒物，氣孔可幫助呼吸（正常呼吸時，占呼吸量之千分之三）外，還形成身體堅強的保護膜。

當人年齡漸長，新陳代謝的能力逐漸減弱，又受各種能量的外侵（光能、熱能、空氣能、場能及質能如清潔劑、化妝品、塵粒、污水等），都會使得皮膚老化、鬆弛、乾裂並生皺紋，如果再加上熬夜、睡眠不足，那更會加速皮膚細胞的老化。所以如果想把青春寫在皮膚上，就應：

(1)避免熬夜：有良好及充足之睡眠，根據科學報導，在晚間十一時至翌日凌晨兩點為細胞分裂最旺盛的時間，也是肝膽液分泌最旺的時辰；如能在這段時間內給細胞充分休養，將可使細胞再生良好而減緩皮膚老化之速率。睡眠時間通常以六至八時足矣，視個人體質而異，端以睡後是否覺得神清氣爽來判斷其「不足」或「太過」，至於如何有好的睡眠，將在另外章節加以介紹。

(2)常以統合呼吸法代替淺呼吸，做全身細胞呼吸運動：如前章節所示，當採用統合呼吸時，從手、腳趾跟、性器根端吸入大量外氣會在體內形成內氣，大量之氣掃掠身體皮膚，除提供皮膚所需氧氣以分解養分外，亦可防止血管因阻塞瘀血而致皮膚紅腫，氣強者可殺死皮膚感染之細菌，等於沐浴兼療傷之功，何樂而不為？

(3)摩擦皮膚：以雙手摩擦生熱後，對全身皮膚或針對特定所欲保養部分如臉部等（若能事先將皮膚洗淨則更佳）進行摩擦，全身經絡獲得摩擦後，輸送血液給毛細孔的功能將增強，另外毛細孔也因磨擦而更加通暢，可防止皮膚老化速率。對有皺紋之處，若能以清潔唾液擦拭，更兼具去紋之功。

(4)避免太陽中紫外線的灼傷並多吃水果：陽光雖然是光合作用之主要能源，並可促使人體骨骼吸取磷及鈣等礦物質，幫助皮膚製造維他命D，但是若在猛烈的太陽下曝曬太久，陽光中的紫外線將會使皮下最底層之黑色素細胞核吸收過大能量而腐化，至引起皮膚灼傷、脫皮、紅腫、生泡，甚且成癌。故若無可避免，須在炙熱太陽光下曝曬時（如外出辦事或行日光浴），務必事先在皮膚上塗上防曬油膏。雀斑就是過度曝曬所引起之病變。倘不幸形成，應該多吃水果以吸收維他命C，水果內所含纖維素亦可使皮膚纖維組織發育良好，另需注意皮膚清潔以抑制黑色素細胞生長。

(5)適度服用維他命E：維他命E是最佳之抗氧化劑，它可防止老化。市面上可輕易買到含維他命E的食物（如杏仁等）及維他命口服錠，維他命E乳液，每天吃些含子水果等富含維他命E之食物，在洗澡後擦拭維他命E乳液，並且吞服一顆四百毫克的維他命E片，可減緩皮膚及身體所有細胞的老化。青年朋友要是能夠每日服用水溶性維他命E，或剝開包裝直接擦拭染患青春痘之點，可有效消除青春痘。

(6)儘量勿使用化妝品（尤其是過期的），注意睡前洗淨：「自然就是美」，如能保養得宜，儘量勿使用化妝品，因其易引起面皰、肝斑或過敏，如基於特種需要，也應選擇適合個人膚質的化妝品，並於睡前加以洗潔。

(7)勤於洗澡：運動、工作或淋雨後應立即洗澡，讓有害物質（汗液、污垢、酸等）不要在毛孔內停留過久。

(8)以手洗滌衣、物或操作家事時，應戴手套，避免清潔劑直接碰觸、侵蝕，並可防止與碗鍋等碰撞摩擦，以保護手部。

(9)找出過敏原，加以消除：過敏原種類很多，如藥品、食物（牛肉等）、花粉、塵埃、化妝品、濕度……等等。如果皮膚長時發癢，即為過敏現象，此時應設法找出過敏原；如改變工作或生活環境，停止服用食品、藥品等加以消除。

其中尤以「濕度」一項最容易為出國的朋友所罹患，筆者曾因公出差至日本東京，因濕度太低，全身發癢，抓之無效，上街遍翻日本藥書，找不出根源，回國後因氣候濕度增加，卻不藥而癒。所以在台灣海島型生長的人，至日本生活（大陸型氣候）要添購加濕機，反之，旅居日本人如回到台灣居住生活一段時間，卻反而應添購「除濕機」，否則易患「哮喘」等肺病。在濕度甚低之處，有必要常擦拭潤膚油，以保皮膚濕度。

(10)對皮膚病，兼採物理療法及化學療法：皮膚紅腫（未發炎潰爛）可以手沾清潔唾液揉擦當可消腫，皮膚如果瘀血發青，可以熱吹風機向患處來回吹掃（能量療法），或以熱水向患部來回沖刷：罹患香港腳，應擦拭專用軟膏或以腳浸酸醋（平時應忌穿不通風之布鞋並保腳部乾燥），如出現傷口（尤其是鐵釘等刺傷），先止血消毒（擦酒精或紅藥水）後迅速就醫；在嘴巴及生殖器部分出現一片水珠狀、疱疹，應保持患部乾燥，避免接吻及性接觸，並以紅藥水或汞等先行消毒後抹鹽靠脫水作用消滅病毒：在不潔性接觸後，生殖器官出現硬塊，應赴醫院檢查診斷是否罹患梅毒（如是，應打盤尼西林針劑）；生殖器官穿孔並長帶狀物，應為嗜血桿菌所引起之菜花，除應依醫師指示服藥外並作雷射治療，以雷射光切除皮膚上額外生長之菜花。其它皮膚病應先請醫師做細菌培養後，再對症下藥。

另外，值得一提的是，除了太陽光外，我們常忽略各種波能對皮膚以及臟腑的影響，因為它們看不見、摸不到（只能以示波器觀測）。如前述，振動的頻率愈高時，波長就愈短，就愈容易穿透破壞其他物質（包括人體）的結構；此外當波動的能量愈來愈大時，其所生的電磁場幅射就愈來愈強，當其大於人體防護能場時，就形成「張量」入侵，到目前為止，我們只被告知雷射光可以燒灼、切割物體；各種射線會傷害人體，但是對於諸如超音波、長波、中波、短波、超短波、微波，光能等對人體影響的定量分析，至今卻未出爐。目前唯一可行的辦法是：

①儘量避免或減少使用高頻電器產品，如手機、無線電話機（當機器可在較遠距離內通話，則同時亦代表其功率愈大）。

②儘可能遠離高頻發射源（因為電波的功率會隨著距離而逐漸減弱）。

③儘可能遠離高壓電（磁源）（以避免高壓電場破壞人體），當然對於那些因工作需要而長期曝身體於高壓電（如發射機、變電所、發電廠）的朋友，我們整個社會的追蹤、防治、保險以及理賠的工作似乎應該更加強些。

最後，應儘量避免由針劑刺穿皮膚輸入病毒（包括愛滋病毒），兩種可能的狀況是：由針孔打入興奮劑或迷幻藥等毒品，另一為經由輸血而感染愛滋病毒。

吸「毒」，除了短暫的興奮，迷幻感外，帶給自身的是永久「毒」素的後遺症：皮膚惡化生皰，神智不清，癮頭上身如蟲咬，常為了獲取昂貴的毒品而犯罪，終日混混沌沌，形同行屍走肉，最糟糕一點的就是：「你不再是你。」因為毒品會侵蝕腦神經細胞，當藥力發作時，腦細胞接受錯覺將會發出錯誤指令，甚至殘虐自身或毆殺親友而不自知：當你體驗了生命的珍貴後，請記得，務必請你記得：「向毒品說不！」尤其當今愛滋猖狂，經由共用針孔（吸毒者常聚伴為之，以補心靈的空缺感）常會在不知不覺中由皮膚輸入病毒，造成所謂「血友」病患，真是「百害集於一行」，何苦為之？

當人們因動手術等而需大量輸血時，由於愛滋病毒在感染初期，現今所發展出來的血清抗體篩選法等及檢測P24蛋白，都無法在人體內找到足夠的抗體以做檢驗診斷，這段檢驗空窗期為數星期至一年不等，至於感染到發病，則可長達數年，稱發病空窗期，但因自身免疫力喪失，絕對是「一發不可收拾」，一病即迅速死亡。

所以基於對整體人類的愛心，筆者在此呼籲：曾有嫖妓、多重性伴侶、男同性戀者應絕對禁止捐血；除非意外事件的緊急輸血，對於預定的手術，與醫生或專家洽詢，在手術前一些時段，自己或親人先行輸血儲存以備手術之需；否則當輸血是為了活命，而完全試劑卻仍然未發展出來前，我們也只有訴之天命，賭一賭了，畢竟其機率甚微。（在台灣，愛滋尚未流行，其機率據統計，目前只在百萬分之一譜，但若防治不當，此機率將逐年上升。）

(11)男（女）根：此處指的是男女性器官的開孔處，包括男性尿道口，即龜頭輸精口，女性的尿道口、陰道口。

男女的根部組織細，也是一出生後，細胞並不會複製的器官，所以從其顏色、皺摺可約略猜出男女的年齡，因為它是我們一生所「僅有的唯一」，人們更應該善加保護。

當我們因摩擦、傷害、意外而導致性器官破皮或傷害時，細菌或病毒就有機會從傷口點經由血液輸入。

當我們穿不潔的衣褲，或以不潔的手指、舌頭、異物挑逗、摩擦舔舐陰部或龜頭時，沾於其上的細菌及病毒就會從尿道口、陰道口、龜頭口侵入；當我們從事不潔的性行為時，女性就會沾染男性的分泌物，或者男性於高潮時射入的精液，經由陰道口而入子宮頸口再進入女子體內，男性則因高潮射精時所形成的反射作用「內吸」女性體液，此時若有一方罹患性病，他方將因此「輸入」病毒；又當我們沖洗擦拭後，若未能保持器官乾燥，則會有機會讓濕疹滋生於表皮上。

為了保持根部的健康，下列事項務需嚴格遵守：

①每天勤換洗衣褲，所穿衣褲務必要有乾燥清爽之感。

②避免不潔的手挑逗、摩擦、衝擊性器官，若有必要，務必擦洗乾淨，並於事後沖洗性器官。當以舌頭舐逗性器前，務必刷牙並剔除牙垢，並應盡量輕柔，以免因「捲吸」或「咬吸」造成破孔，並於事後沖洗口齒及性器。

③避免不當的性行為，並最好養成戴保險套的習慣：所謂「不當」，包括與陌生對象或在女子月經期，懷孕後期，產後月子內，女性染患白帶（可鼻聞異味）、男女小便灼熱感，性器官表面長有硬塊、濕疹、破孔、花狀尖疣，鼠蹊腫大，或男女小便液混濁不清不會散開時，（當然包括「強暴」行為，容易因暴力造成傷害），凡此種種都應

避免性接觸；但是每種細菌、病毒侵入人體而引發症狀於表裡時，都有一段所謂的空窗期，所以光是憑味覺，官感並無法確認男女對方是否「潛藏」疾病，故若有不當性行為發生前，男方務必要穿戴保險套，男女雙方並應於「事後」養成立即排尿的習慣，藉由尿液排出些許可能沾染之病毒，並隨之作沖洗的工作。

當然，最好永遠記得於「前戲」前，事先穿戴保險套的習慣，因為感染可能生於前戲時（如口交等），只要套子沒破孔（事先檢查），它所形成的「保護膜」將可避免龜頭射入、沾染或吸附任何病毒。

(12)肛門口：當一對男女或男同性戀從事肛交的性行為時，男性的精細胞經由肛門射入直腸，將會破壞對方身體免疫細胞內的T細胞，而使對方喪失身體的免疫能力而有罹患「愛滋」之可能：所以避免肛交，也是預防這世紀病毒侵襲的首要條件；何況肛門並不像陰道具伸縮性，扮演「〇」的一端常會因劇烈摩擦破皮而受傷害；當然人們也需記得務必時常沖洗肛門口，勿枯坐甚久，勿在他人離開座位後迅速「佔位」而墊上屁股，否則此時或將會有一股熱感直衝肛門，「病」氣就可能由此輸入。

總結

總結來說：臟腑五官雖然各司其職，卻常互為表裡，牽一髮而動全身。到目前為止，醫學對人體的所知有限，但人體的潛能卻無窮。除少數疾病（如癌症、愛滋）目前仍無藥方外，一般疾病通常可透過物理、化學、心理的方法加以治療，所以並不可怕。

但由於長期以來，醫學常被冠以一層神祕的外紗，就連國內醫師在病人的病歷表上所寫的病名、藥名，也一律採用「豆芽」字（英文），讓人莫測高深，望而生畏。不幸的是：畏懼憂慮通常反而是病人最大的敵人，因為憂懼是由人腦中央發出的，它影響了血壓、內分泌……等，對五臟六腑的影響是全面性的，所造成的「張量」能也是最普遍、最具擴張性及持久力，因而深具殺傷力。

一個七十公斤的人也許可以短暫背挑五十公斤之荷物，但卻無法長期背壓五公斤的荷物，而且若持之以恆，此人背部也將因而變形，形成駝背。當疾病來臨之初，我們的身體也會發出「全警報」，我們就須坦然無畏當機回應，以防病情擴大，西諺有云：「及時的一針可以補省九針」，當衣服破個小孔，及時一針足矣，但拖至等衣服裂縫增大時，即使縫九針也不見得可以補齊。

同理，當疾病徵候一出現，例如糞便液濁混不清，輸出物不對勁，或任何偵測點出現徵候時，諸如尿液混濁不清，糞便顏色不對（黑色為上消化系統毛病，紅色為下消化系統毛病），口氣不清新，眼睛色澤不對，或以手指按摩腳底或十根手指指甲基部兩邊穴位而出現痛感時，或常常嘔酸，或身體皮膚突然出現硬塊、皰狀物……等，我們必須依各種「輸出徵候」採行「回饋」工作。

首先我們要祛除憂懼，靜下心來，全神思考：最近期間內我們是否輸入異常「張量」，有否任何「不同往日」的行為（如不正當性接觸、熬夜），有否飲用某種食物、藥物等，然後如前章節所述，找出「病根」，加以消除；由於人體功能甚為神奇奧妙，筆者建議一種所謂「自我對話療法」，可被採用來加速療程、縮短療時。

就是在染病初期，每天利用十分鐘，靜下心來，統一精神（禪臥或禪坐更佳），閉眼，反覆腦思並口念「擊潰入侵病毒、擊潰入侵病毒」，此種「信念」的魔力往往可以強化我們免疫細胞的戰鬥力，加速製造研究出消滅「病毒」之「細胞」，恢復我們旺盛之生命力。

筆者有位朋友，最近因爬山摔跤而至背部骨折，異常疼痛，經由親戚介紹，服食一種藥物，骨折尚未好，又加了個滿臉生瘡，經探詢發覺「服食藥物」是她目前唯一的「異常」行為，乃建議她「停止服用該藥」，因為如前所述，每個人身都是個獨立個體，是不同的化學工廠，某些藥物對甲而言是解藥，對乙而言如是廢物或「毒藥」；經她同意採行一周後，現已滿臉光滑如昔了。

順便一提的是：國內目前醫療體系仍未採取「醫藥分業」制，醫師兼為藥劑師，檢斷病情兼以開列處方，有些醫師常常省略化驗、檢驗的過程，光憑病人的幾句病情敘述，即迅速的開列「處方」，由於未透過檢驗，不知病源或病毒的種類，病人常常須等換過幾種藥物之後，方能穩住病情。

病人實在有權抗議去接受如此不必要的「試誤」療程。生命是可貴的，醫師的天職就是：儘力恢復生命並縮短病體所受的痛苦。一個實例發生於民國七十年，筆者奉派與一位謝先生出國到日本研習，出國前他已罹患耳疾，疼痛不已，在國內，醫師已經給他各種藥物服用達三個月之久，仍未好轉。出國的第二天，他至日本醫院診療，醫師並未開列處方，只是刮下他的耳內分泌物，說要做細菌培養以供藥劑試驗，告訴他數天後再去拿處方，等第三天他去醫院拿到處方，就向藥劑師購了藥方服用後，當天痛苦立刻稍解，四日後就痊癒了。當時我就想：「日本能，我們為什麼不能？」

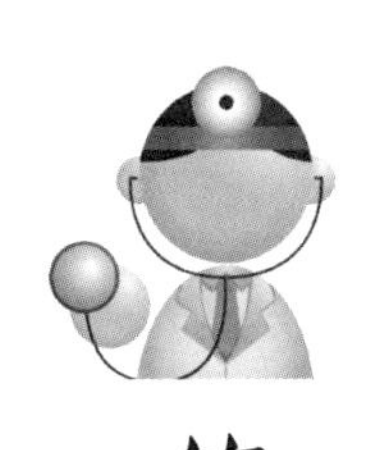

第五章　以科學角度量控體重

基礎熱（能）量與節食

減肥，不能減得骨瘦如柴、體弱多病；增胖，不能增得滿身脂肥，圓圓滾滾。美感、體重、健康，需同時兼顧，取得一平衡點。那麼就必須了解每個年齡、每種職業、不同性別（男或女）每天所需攝入的基礎熱（能）量有多少。因為，隨著年齡的漸增，新陳代謝速度會減緩，有的細胞會停止分裂（細胞數目減少，所需之養分能量亦相對減少。）人體會逐漸老化，熱量的需求也遞減；當然青少年，因其細胞仍在不停的分裂、生長，而且運動量又特別高，因此對熱量的需求也較大，另外職業不同，每天所需負擔之勞動強度也不相同，基礎熱量也不同；再說，男女生理結構不同、骨架粗細有別，也導致了男子每天的基礎熱量要大於女子。

在表三中列出了從二十歲至八十九歲勞動強度中等的男女在標準體重下（體重公斤數除以身高公尺數之平方數所得之值（BMI）介於二一．九至二二．二皆可視之，如某人高一六〇公分，重七十公斤，則BMI值為七十除以一．六平方得到三七．三，大於二二．二，表示太胖，須減肥。）之熱量需求表。其中的「大卡」（仟卡）即為能使一公斤之水升高攝氏一度所需之熱量。食物雖內含很大能（熱）量，但是只有在核融合反應中或正負物質之碰撞中，才能完全釋放出來，一般所稱熱含量，乃將物體其燃燒後測量一定重量的杯中水可升高之溫度來計算，例如燃燒十五克的花生可使八公斤的水升高〇℃，因此十五克的花生內含八十大卡的熱量，此與由質能互換所得大大不同。而表四也列出了勞動強度與職業分類表，讀者可由表中看出自己的勞動強度等級，例如若你從事保母工作，屬輕度勞動者。而若從事郵差工作，則屬中度勞動者。

從表三中可看出，男子的熱量需求較女子為大，其比值為一．二八，若將一．二八定為男子之性別因子，則女子之性別因子為一；而從表三中也可查出以二十歲至二十九歲為基準（一）之各階層年齡（二十歲以下通常無職業，而且正在發育中，只要適度運動，通常可維持標準體重，故未予統計。）所需之熱量百分比。此值稱為男（女）性年齡因子，例如一個四十五歲的女子，其年齡因子為〇．九四，而一個七十歲男子之年齡因子為〇．七〇。

另表五乃是二十歲至八十九歲女子擔任各種勞動強度時，維持標準體重每天所需攝入之熱量，例如一個二十五歲身為音樂家之女子，由於其類屬非輕勞動者，若其身高為一六〇公分，因標準體重為1.6平方乘上21.9即56公斤，故其每天所需之熱量為24大卡×56=1344大卡。

為得一方便之算式，我們可將非常輕勞動者之勞動因子定為〇，輕勞動者為一，中勞動者為二，重勞動者為三，非常勞動者為四，則表五可以化為一簡單之算式，那就是二十至八十九歲女子，每天所需熱量等於〔24＋（4×勞動因子）〕×標準體重大卡。

總之，由上，我們可以設計出「不同性別、年齡、身高在標準體重下，每天所需之熱（熱）量公式如下：

H(熱量)=〔24+（4×勞動因子）〕×性別因子×年齡因子×標準體重……（1）其

單位為大卡。」

單位：仟卡(大卡)=1000卡路里

年齡（歲）	男（熱量）	%	女（熱量）	%
20～29	2550大卡	100	2000大卡	100
30～39	2499大卡	98	1960大卡	98
40～49	2400大卡	94	1950大卡	97
50～59	2250大卡	88	1850大卡	92
60～69	2000大卡	80	1725大卡	86
70～79	1800大卡	70	1575大卡	78
80～89	1650大卡	65	1400大卡	70

表三　中等勞動者在標準體重下之熱(能)量需求表

註：熱(能)量需求最大的年齡是男15～18歲，女13～15歲。

一、非常輕勞動者
專門的技術的職業從事者 大學教授、美術家、音樂家、設計家、法官、律師。
管理的職業從事者 公司職員、小賣、大賣店之老板、管理者等。
事務從事者 事務員、速記者、打字員、有線電信通信員、電話接線生。
販賣從事者 不動產之仲介人、賣買人、質屋之主人、店員。
運輸從事者 船長、航海士、船舶機關士、航空士。
技能工、生產工程從事者 時鐘裝配、修理工、縫衣機工、印刷工、製圖工、攝影技士等。
服務職業從事者 守衛、監視人等。
二、輕勞動者
專門的技術的職業從事者 技術員、教員、醫師、護士、科學研究者、演藝人員等。
事務從事者 郵局事務員、快遞從事者等。
販賣從事者 小賣、大盤、飲食店主、販賣人、外交員。
運輸從事者 電車司機、汽車司機、船頭、車掌等。
技能工、生產工程從事者 製絲工、紡織工等。
服務職業從事者　消防員 保母、理髮師等。
三、中等勞動者
專門的技術的職業從事者　保健護士。
事務從事者 銀行職員、郵差、電信人員。
販賣從事者 行商人、露店商人、叫賣人。
農林、漁業從事者及類似職業從事者 畜產從業者、種木職類。
採礦、採石從事者 選炭夫、採油夫等。
運輸從事者 開列車司機、操控列車接掛之司機、水夫、甲板部員。
技能工、生產工程從事者、其他 製鐵工、製鋼工、鑄造工等。
服務職業從事者 使用人、出勤(清潔)婦女、警察官、海上保安官等。
四、重勞動者
農耕、養蠶從事者 農耕、養蠶從事者。
採礦、採石從事者 金屬採礦工人、採炭工人、坑內搬運工人、土砂採取工人、採石工人。
技能工、生產工程從事者、其他 船舶機關火伕、機關職員、道路工人、線路工人、汽車貨運工人、運搬、土木工人、運動家等。
五、非常重勞動者
農林業從事者 伐木工人、運材工人、划船、燒炭工人、吹柴工人。

表四　勞動強度與職業分類表

勞動強度	營養需要量	勞動因子
非常輕勞動者=	24大卡×標準體重(公斤數)	0
輕勞動者=	28大卡×標準體重(公斤數)	1
中勞動者=	32大卡×標準體重(公斤數)	2
重勞動者=	36大卡×標準體重(公斤數)	3
非常重勞動者=	40大卡×標準體重(公斤數)	4

表五 以20歲至89歲之女子為止之勞動強度與營養需要量表

例一：一個身高一六〇公分，體重六十二公斤，三十五歲之男性技術員，若每天攝取二四〇〇大卡，是否適當？如要維持標準體重，則需減食或增食？（若食譜一定，量可調整。）

計算：首先我們將身高公尺數一．六的平方乘以男性之標準身體質量指數（BMI）二二．二，即得標準體重值五六．八公斤。由表四可查出技術員之勞動強度強度別為屬輕勞動者，其勞動因子由表五查出為一，因其為男性，故性別因子為一．二八，又因其年齡為三十五歲，由表五可知其年齡因子為〇．九八，故由式(1)得

$$H=[24+(4\times 1)]\times 1.28\times 0.98\times 56.8=1994\text{大卡}$$

由於略顯發胖，若仍每天攝取二四〇〇大卡，則會繼續增胖。但若想減肥，則每天所攝取之熱含量只需低於或等於此值即可，若在一九九四大卡左右，那麼此時一九九四大卡熱量除提供身體需要外（相當於身體百分之八十之熱含量），因身體會往常態去運作，故較以往少的，百分之二十之熱量則會燃燒身體之脂肪，而使人瘦下來。

例二：一五〇公分，體重五十五公斤，二十歲之女性店員，該減肥嗎？每天需攝食多少卡路里？

計算：身高公尺數一．五的平方乘以女性之BMI二一．九，得標準體重值四九．三，而體重為五十五公斤，故較重，需減肥。因其屬非常輕勞動者，勞動因子為〇，又性別因子為一，年齡因子為一，故

H=[24＋（4×O)）×1×1×49．3=1183大卡

由於其值約等於人體最低營養界限一二〇〇卡，故想減肥時要從每天提高勞動量或運動量著手，否則若只一味的節食，而不運動雖可瘦身，也必是滿臉菜色，病懨懨，毫無生氣，自無美感可言，若為減肥而失去了原有之健康與光采，那可真是得不償失。

熱感，其實只是當兩個系統間有溫度差時，在其交界處（介面）會有物質分子之擴散作用，而若此時該系統內含有溫度感知器，就產生了熱感，當零下二七三度時，所有分子停止了運動，稱絕對零度，此時也絕無熱感，也就是說，熱，其實只是伴隨分子運動時所產生的消耗形態，所以也只有當某系統（包括人體）沒有辦法把熱量完全散發掉時，其溫度才會升高。傳統上我們仍然習慣把營養的形態以熱量（卡路里）來加以表示，乃是一種對應式的認知。

但也由於採用這種觀念來說明營養之內涵，使人們往往忽略了微量營養素（維他命、礦物質）的重要性，因為既然把熱量與營養量畫上等號，人們一看維他命與礦物質並不提供熱量（它們只作催化劑或抗氧化或調節身體新陳代謝的機能），於是在攝取食物時根本就忽略了它們的「營養」重要性，甚至根本只注重高熱量（如醣類、脂肪）食物的攝取或偏食，所以常常導致虛胖或減肥到面帶菜色，這都是對於食物營養上所必須重新認知的觀念。

人體所需要的營養可大分為七類，即醣類、蛋白質、脂肪（或稱脂質）、維他命、礦物質、水，及「空氣」。除了在呼吸上如第二章所述，我們應當以深呼吸（腹式呼吸）來代替淺呼吸（胸腔呼吸），以使我們的下焦（腹腔）內的臟腑獲得足夠的氧氣，以使如醣類等的營養充分燃燒外，我們也應注意空氣的品質，在空氣污濁的地方，戴上口罩或以手遮鼻，行淺呼吸，以將可能吸入的「營養」（空氣品質）保持純淨；至於在水質上，我們應儘量保持食用水的乾淨，由於人體水分約占人體體重的百分之七十，最好每天喝上二〇〇〇CC的水，如水污染，可考慮採用礦泉水；至於維他命及礦物質，因為人體只需微量來做機制的觸發而已，所以只要不偏食即可獲取足量。另外醣類、蛋白質、脂質乃合稱三大營養素，那麼它們之間又有什麼區別呢？

醣類，普遍存在於植物（例如柑橘、蘋果、米飯、地瓜）中，當植物被光線照射，植物會將空氣中的二氧化碳和周遭的水（氫氧化合物）經所謂的光合作用成為醣類，再轉化為澱粉而儲存於根、莖、葉中，但此時二氧化碳的碳成分又和水中的氫結合，只剩下氧氣釋放到空氣中，所以，醣類（或澱粉）只是一種碳水（或碳氫）化合物。我們可以用二個簡單的式子來加以表示，即：

二氧化碳＋水 $\xrightarrow{\text{光合作用}}$ 醣類＋氧氣

醣類＋氧氣 $\rightarrow$ 二氧化碳＋水＋能量

三大營養素皆需有氧存在才能起作用燃燒產生熱能，以提供動能，讓蛋白質分子運動、擴散、輸送營養到細胞內。其中醣類最重要的是儲在人體血液內（稱血醣）或轉為肝醣儲藏到肝臟，當人體分解食物的內含為廢物或毒物時，經判別後就由肝細胞儲藏之肝醣與氧及廢物作用，一起「燃燒」，將廢物及毒物經由汗液、尿、便排出。至於蛋白質乃是我們人體細胞的主要成分，在豆類、魚類、肉類、牛乳及蛋中都含有，以至於人體在發育期特別需要大量的攝取蛋白質，所以在推薦食物的營養時，我最喜歡選雞蛋與牛乳兩種，當你一想到一個雞蛋可以孵化出一隻雞（也就是說它的內含相當於一隻動物的營養），嬰兒喝奶粉，小牛喝母乳都可以發育得胖嘟嘟，你就有理由相信一次性行為所消耗之熱量，絕對可以用「多吃一個雞蛋」，經過睡眠休養生息後加以完全補充過來。

蛋白質主要由二十二種氨基酸構成，所以蛋白質與氧燃燒時，可生成氨基酸再變為二氧化碳和水及能量，並產生尿素排出，當然由於它是人體細胞（包括遺傳基因）的主要成分，當它轉化為細胞後並不會輕易燃燒，它只是「熱能」的備份品；當醣類燃燒所提供之能量不足為人體所需時，先動用到脂肪（質），所以又說「脂肪是以醣類的火焰來燃燒的。」沒有吃食醣類時，就無「火焰」，不管人所攝入的脂質或人體的脂肪（肉）的氧化都會受到影響，所以完全不吃醣（糖）時會生病，而當人只吃魚肉蔬菜而不吃飯時，不管吃多少「山珍海味」，總會覺得病懨懨的提不起精神，此因米飯主要成分為澱粉，在細嚼慢嚥時你可以感覺其「甜味」，此即由於澱粉給人體吸收後會分解為葡萄糖，它是營養燃燒分解的媒源，也是腦細胞能用的唯一種營養素，所以我們稱米麥為「主食」。脂肪的主要成分為脂肪酸和甘油酸，最後由血液運到細胞時，又轉化為二氧化碳、水及能量。

脂質主要含在乳製品及油脂類（例如奶油、花生、植物油）中，所以患青春痘之青年朋友最好少吃花生及奶油，至於維他命及礦物質則大量存在於蔬菜中。通常只需顧及鈣（骨頭成分）、鐵（血液成分）及維他命D（可防骨鬆散，素食者須照陽光，肉食者體內可自動合成）之補充即可。

健康的攝食比

前曾提及，體重乃是輸入（吃食）、輸出（消耗）及人體呼吸率的函數，即體重會隨以上三種因素而改變。那麼，人體又具依什麼比例及先後順序來消耗營養呢？必須明白這些後，人就可以在兼顧營養、健康及美感下達到體重控制的目標。

三大營養素在有氧之助燃下的最終產品，除了二氧化碳和水外，還含有熱能及一種化合物，學名叫ATP（adenosine triphosphate），以提供人體活動所需之能量。人體在活動時，先迅速消耗醣類，但由於血液中血糖的濃度須維持一定，所以在消耗了醣類之後，就漸轉為利用脂質（先就近取用食物中的脂質成分，用完再燃燒身體之脂肪細胞（肉））為燃料，最後不得已，再利用蛋白質；蛋白質除了構成細胞之外，也如海綿吸水般的吸附、載運血液至身體各部，由於功能重要，並不會輕易燃燒，平時只提供約百分之六能量供ATP，即使激烈運動也只用到百分之十至百分之十五，而其中大部分（百分之七十至百分之九十）則由脂肪負責供應，其餘少量則由肌肉中內臟的磷肌酸及醣類供應。

由於脂肪是一種濃縮品，微量燃燒即可釋出大量能量，但其要件為氧氣足夠（因其倚靠醣之火焰燃燒），若氧氣不足，則只能光靠醣類（尤其是葡萄糖）來製造ATP了。不論減肥或增胖，事實上根本無需食用脂肪食品，因為三大營養素只要有維他命、礦物質及蛋白酶的「催化作用」都會轉變為脂肪，儲藏在身體內部。一個健康的熱能食物配食比例如下：米麵：果物：魚肉蛋或大豆：乳製品：油脂類：蔬菜為：五：一：五：一點五：一：一。

有關常見食物之成分，除了米麵含澱粉，因其分子太大不容易通過細胞膜，經水解後可得葡萄糖為我們熟知外；另外果物所含的葡萄糖分子並不能為我們所消化，特另稱為纖維素，因其能協助胃腸蠕動，對我們健康很有幫助。

筆者有位朋友為維持窈窕身材，每天只食精緻食品，很少吃蔬果，以致患上便祕，三天才能清一次腸胃，經勸食每天食用一根香蕉後，如今已不再視如廁為苦事；蔬菜除含纖維素外，主含礦物質及維他命；其它諸如植物油、花生及奶油則主含脂肪；魚、肉、蛋及豆類製品主含蛋白質；人乳及牛乳雖然其主要成分為蛋白質與脂肪，但也皆含微量乳糖，可再經水解為半乳糖及葡萄糖，其中之半乳糖是人腦細胞之一種成分，而母乳中其含量較牛乳高，所以嬰兒期由於是在發育中，最好由母親餵食乳汁。另外甘蔗及糖果含蔗糖，亦可解得葡萄糖及果糖，而一般調味之砂糖一天只需一小匙即可，另鹽味要淡、味精以儘量不用為佳。

在研究營養學時，在醫院常以八十千卡（大卡）為計算單位，稱一單位營養素，在表六列出了各種常見食品之營養主要成分及一單位營養素之重量，也就是說，由表六可看出米飯半碗（五十五克）等於豬肉三十克之卡路里，其熱含量皆為八十大卡一單位，吃一碗飯可得一六〇大卡之熱（能）量。

由於主食之醣質（澱粉轉化）可立即燃燒，而其火焰可供給其他營養素燃燒，且在超過身體需要時可慢慢轉變為脂肪儲藏起來，放在上表建議的每日配食比中，首先以人體最低（基礎）熱能十五單位（一二〇〇大卡）設計出一簡單之一日基礎食譜如下：

表六　食品之營養成分及相對重量與一日參考配食比

食品類別	主營養素	一單位營養素之重量	每日參考配食比
主食	醣類	飯（半碗，五十五克）、麵（半碗）、麵包（六片）、蕃薯（七十克）、馬鈴薯（一百克）	五～十三單位
水果	醣類	蘋果（一個）、柑橘（三個）、草莓（二百克）	一單位
魚、肉、大豆、蛋	蛋白質	牛肉（六十克）、豬肉（三十克）、香腸（三十克）、雞蛋（一個五十克）、墨魚（半尾）、生魚片（一人份）、油條（一條二十五克）、豆腐（半塊）、大豆（二大匙）	五單位

乳品	蛋白質與脂肪	牛乳（一瓶）、奶粉（三匙，二十克）、養樂多（一瓶）	一・五單位
油脂	脂肪	奶油（一大匙）、奶昔（三十克）、花生（十五克）、沙拉（一大匙）	一～二單位
蔬菜	維他命	蔬菜（三百克）	一～二單位
調味品		味精（一小匙）、砂糖（二・五小匙）、鹽要淡薄	〇・五單位
	一日各熱（能）量總和		十五～二十五單位

供奶蛋素食者參考之食譜如下：

米飯二碗半（五單位）＋蘋果一個（一單位）＋雞蛋一個（一單位）＋豆腐二塊（四單位）＋牛乳一瓶半（一・五單位）＋花生十五克（或植物油一大匙計一單位）＋蔬菜三〇〇克（一單位）＋砂糖二・五小匙（〇・五單位）。

如果非奶蛋素者，可將雞蛋一個及一瓶半牛乳改為豬肉七十五克即可。

如果要增加熱能（例如要增胖），原則上只要增加主食的攝食即可，所以我們建議的每日之配食比例表欄內只調節主食量而已，唯一要記住的原則是由表七之食物酸鹼度表中所列，中和一〇〇克之酸性食品（橫列）所需之鹼性食品（直列）之克數，故我們可以看出，增食一〇〇克之飯（約一碗）約須增食蔬菜一〇〇克，方可使酸鹼中和，以維血液的弱鹼性。增食麵條一〇〇克也需增食蔬菜一〇〇克，使之中和。

橫列食物屬酸性食品，其酸度向右漸減。

鹼性＼酸性	砂糖	墨魚	蛋黃	鮪	鯛	雞肉	魷魚、鯉魚	麵	豬肉	花生米	牛肉	白米	麵條	啤酒	麵包	清酒
牛乳、青菜	3400	2700	1500	1400	1200	1000	800	700	600	500	500	400	300	100	50	50
茶、玉蔥	2300	2000	1200	1000	800	700	600	500	400	400	300	300	200	70	50	40
豌豆	2000	1600	1000	800	700	500	500	400	300	300	300	200	200	60	30	30
黃瓜、西瓜	1700	1400	900	700	600	500	400	350	300	250	200	200	200	50	30	30
梨、柿	1500	1200	700	600	500	400	300	300	250	200	200	200	150	50	30	20
茄子、咖啡	1100	900	600	500	400	300	300	200	200	200	150	100	100	30	20	20
桔橘汁	1000	800	500	400	300	300	250	200	200	150	150	100	100	30	20	15
醃蘿蔔	900	700	500	400	300	250	200	200	150	130	100	100	100	30	20	15
竹筍	900	700	500	400	300	250	200	200	150	130	100	100	100	30	20	15
白蘿蔔、冬瓜	800	700	400	350	300	250	200	200	150	130	100	100	100	30	15	10
包心菜、長蘿蔔	800	600	400	300	300	200	200	200	150	100	100	100	100	25	15	10
蕃薯、草莓	700	600	400	300	250	200	200	150	150	100	100	100	100	20	15	10
草菇、百合	600	500	300	250	200	200	150	150	100	100	100	100	100	20	10	10
蘿蔔	600	500	300	250	200	200	150	150	100	100	100	100	100	20	10	10
小豆、馬鈴薯	500	400	300	200	200	150	150	100	100	100	100	100	100	20	10	10
栗、香蕉、大豆	500	400	250	200	150	150	0	100	100	100	100	50	50	30	10	10
菠菜、香菇	250	200	150	100	100	70	60	50	50	50	50	30	30	10	5	5
辣椒	200	150	100	70	60	50	50	40	30	30	30	30	20	5	5	5
海帶	100	80	50	40	30	30	30	20	20	20	20	10	10	3	2	1
蒜	70	50	40	30	30	20	15	15	10	10	10	10	10	2	1	1
莧菜	20	15	10	10	5	5	5	5	5	5	2	2	1	0.5	0.2	0.[illegible]
酸梅	10	10	5	5	5	5	5	5	5	5	1	1	1	0.3	0.2	0.[illegible]

表七　酸鹼食物中和表：本表是酸性食品100克之中和所要之鹼性食品之克數如砂糖100克之酸度，要中和，用牛乳3400克或酸梅10克。

減肥之實例設計

例三：參考例一，一位身高一六〇公分，體重六十二公斤，三十五歲之男性技術員應如何減肥？請設計一食譜？

計算：由例一可知，其標準體重為五六．八公斤，需減肥五．二公斤，欲達到此目標，每日應攝食一九九四大卡，約二十五單位，由表六，我們可設計一日食譜如下：

六碗飯（一餐二碗合計十二單位）＋麵包六片（一單位）＋蘋果一個（一單位）＋牛肉一二〇克（二單位）＋雞蛋一個（一單位）＋大豆二匙（一單位）＋油條一條（一單位）＋牛乳一瓶（一單位）＋養樂多半瓶（〇．五單位）＋花生十五克（一單位）＋沙拉一匙（一單位）＋蔬菜六〇〇克（二單位）＋味精半小匙（〇．五單位），總計二十五單位。此時不足體重六十二公斤之熱能會由此人之內貯脂肪（肥肉）分解來供給，此人體重就會下降，實施三個月後可達減肥目標。

健康減肥或增胖之實踐

為了達成健康減肥或增胖之目標，請注意下列要點之實踐：

(1)自行設計食譜：注意食物之酸鹼性，按以上說明，我們應可輕易設計出適合自己的食譜，唯此食譜是為成年人所設計，青少年時期由於是在發育期，可適度的增食蛋白質與脂肪，但脂肪熱能不可超過一日全熱能之百分之三十五。人在中年後，由於脂肪細胞本身會變得較肥大，故脂肪的一天攝取量只需維持一單位即可。

(2)常常運動：運動除可消耗能量外，它可使我們的肌肉健美：懷孕過的婦女由於腹部肌肉擴張，在產後除了要束腹以禁止小腹肌肉習慣性的鬆弛擴張外，也應每天做三十下之仰臥起坐（開始練習時，可找親人壓住腳部），也要戴胸罩，防止乳部下垂，古人曾云：「一個最美的胸部，乃呈堅挺之圓碗形，且其大小為『欲握還盈』。」一個女人可利用每天洗澡時以雙手沿著乳頭的四周（乳頭除外）作圓周摩擦運動，由小圈而大圈，遍及乳房四周為止，每天作五十圈週，當可美胸。中年男人為消除突出的小腹，也應每天做五十下之仰臥起坐。如果減肥之外還想健身，女性最好是每天做呼拉圈一〇〇下，男性則慢跑八〇〇公尺。

(3) 每天做記錄並以試誤法修正食譜及運動量：以上所設計之原則乃一通式，但由於每個人身有如不同之化學工廠，每個人對於每種食物吸收效率不同，或者有疾病，或腹內有蟯蟲，或者多愁善感，都可能影響體重及身高發育，所以你須每天作記錄，一個月後你當可看出你的體重是一條逐漸上升、或達平穩不變、或逐漸下降的曲線，而加以修正，此種從錯誤的嘗試中走出一條你該走的路徑，宛如老鼠走迷宮，名曰「試誤法」；例如一個月後你的體重雖逐漸下降，但仍面色紅潤、精神抖擻，則已初步減肥成功，只要繼續即可。但如你的體重雖下降，但卻無精打采，則可適量調節，增食米食；或者你想增胖，則需設計比基礎消耗能量多之食譜，再多加運動（擴展骨架空間使能疊積肌肉），通常增胖到標準體重及身材並不是難事。如果你在減肥計畫下，一個月後體重並無明顯下降，則應減食米飯，再多加運動，必可減肥成功，並使身體健美。

(4) 改正所有不良習慣，並去除容易發胖之原因：以下列出所有容易發胖的情況及原因，如果你想減肥，請禁絕所有可能的因素：

①常常心浮氣躁、不滿、緊張、憂慮，此時由於「張量能」產生，人體會想洩放壓力，那麼就會以多吃之方法來減輕壓力，造成過食。

②遇有喜慶之事，特別興奮，此時會有一信號發出傳遞給食慾中樞，造成多吃。

③腦下垂體之腹脹中樞故障，造成不停的吃。

④吃食太快，造成多吃：由於吃食太快，食物來不及消化（通常需二十分鐘後），使血中之血醣濃度增加，但在發出訊號給腹脹中樞前已被大量進食，此種錯覺，會減緩腹脹中樞發出「腹脹滿食指令」，而造成大量進食。所以吃東西一定要細嚼慢嚥，除可

使口中唾液之消化酶充分分解食物，減輕胃腸負擔又可減肥，何樂而不為？

⑤在懷孕生產過後，由於在懷孕前要顧及嬰兒的營養，已習慣多吃，在生產後糾正不過來，造成習慣性之多吃。

⑥喜吃甜點，造成虛胖：喜吃大量甜點的人，常易食慾，使食慾中樞發出「飲食」指令，一口接一口，不停吃食甜點，經迅速消化後，血中糖度迅速增加，引起腹脹中樞發出「滿腹」指令，再不想吃食其他食品，造成營養不良，形成虛胖。一個典型的例子是人們在吃蛋糕及蛋捲時的表現，通常是一口接一口，然後是喝水，什麼都不想再吃。

⑦喜喝酒：由於酒內含酒精（乙醇，為碳氫化合物）會與血醣類起作用，使血醣值下降，其量多時即馬上會動用到肝細胞所儲藏之肝醣（亦可說肝細胞被燃燒掉）。當血醣之濃度下降時，會造成腹脹中樞之錯覺，使人多食（尤其是醣類），很容易使小腹突出，形成所謂的「啤酒肚」。（註一）

⑧喜喝果汁、可樂、汽水者：此類食品，砂糖只約含百分之十，餘皆為低熱量之碳氫（水）化合物，也會如上造成偏食，引起虛胖。

⑨染患貧血者：血液乃生命之泉，當人貧血時，由於人體具備「回復以前狀況」的本能慾望，身體會發出使血液變濃、多吃東西的指令，如果此時不知去吃食含鐵之食物（例如萵苣等蔬菜）及維他命C，而吃不正確食物，結果血液濃度也沒增加，又再發出指令攝食，結果變成營養不均衡的貧血狀肥胖。

⑩早餐吃的簡單，到了夜間多吃，甚至睡眠前又吃頓宵夜：由於早餐吃的簡單，白天消耗多，到晚上肚子餓感引來食慾中樞發出多食指令，可是吃完後，也沒運動，也沒時間消耗，大部分能量都在夜晚被製造成脂肪儲存起來了，焉能不胖？故宵夜往往造成隔夜體重的立即增加。

⑪患有冷身症者，身體為了想要保溫，就想增厚皮下脂肪，造成一直多吃以致變胖。冬天時有些人（尤其婦女）會身體冰冷（尤其腳底），除了應攝食含鐵食物外，可壓按腳底前部凹陷之處，此即「湧泉穴」。所謂「湧泉穴」，即為「湧出生命之泉的穴位」，可治冷身症，使人體溫暖舒服並生睡意。作者有位朋友前幾天手腳冰冷直打顫，經按摩湧泉穴十分鐘後，全身暖和，可見先哲之言非屬子虛。

⑫有宿便未清除者：現代人由於常吃加工食品而殺害了腸內的有益細菌，再加上不喜吃蔬果，腸內缺乏纖維素，於是在小腸內的皺摺部分粘了許多無法消化的食渣未加以清除，結果營養吸收變亂，尤其不能吸收蛋白質與脂肪，結果是過食造成肥腸滿肚，卻身體虛弱，故應先加以清除過剩的食渣，可先減食一段日子，使腹變空，而且可多吃香蕉以幫助消化，或多吃蔬菜以促進胃腸蠕動或吃食木瓜，以讓其中之木瓜酶分解肉類，如仍宿便未通，可考慮用瀉藥。

(5)輔以氣功鍛鍊：氣功可「吃進秩序」（見《不藥自癒》），而過胖或瘦都是一種失序現象，所以透過氣功鍛鍊（如禪臥功）可以使人胖瘦適中並可強身增強體能，一舉數得。

(6)漸進式減肥，持之以恆：「我們不要把目標定得太高、太快，通常一個月減肥一、二公斤足矣；否則任何太快的變革都會使身體產生大量反抗力，以致使任何改變（包括減肥、增胖）之績效大打折扣：而且減肥達到你所預期之目標後，一定要至少維持三個月的時間，以讓你的細胞「認知」到你的新體重才是一種「正確穩定的體重」，否則沒有這段記憶時間，細胞會將你現在減肥的體重當作是一種病態，等你又沒實施減肥計畫時，細胞會很快速吸食營養，填補在原來記憶內有的空間（骨架）上，你又會變為肥胖了。

總之，想減肥者只要沒病變，多運動、少吃食，甚至絕食就可以成功，但如要兼顧健康，就要研究食譜，不偏食，少食脂肪，適量米飯及蛋白質，根絕喝酒、甜食、垃圾食物等惡習，養成細嚼慢嚥習慣，並且採取漸進式減肥，持之以恆，當可成功，切忌以服用成藥或吸食毒品、香菸來減肥，那種減重是減壽而非減肥。反之，如要增胖只需多吃即可，但如要健壯，則定要透過運動鍛鍊及良好睡眠之培養，因為在睡眠時，有多種生長激素才能分泌，尤其最重要的一種叫腎上腺皮質素，它可調節人體新陳代謝之功能，只有在「夜間睡眠」狀態下才能分泌，故若想身體發育健美，非夜間充分睡眠不為功。此外，也要研究食譜，不挑食，當體重達到一飽和點不再增加時，則必須藉由較劇烈運動，再服用如運功散等中藥以活化細胞，強化骨質、肉質，當可突破瓶頸，更加增胖、健壯，但願每個人都能按自己目標，完成環肥燕瘦的理想，每個人都能顧盼自得，而非顧影自憐！

註一：人體吃入米、麵後，其內之澱粉成分經唾液及胃酸分解為葡萄糖，再隨血液運送此種養分至全身，血中的葡萄糖稱血醣，血醣濃度須維持定值以利新陳代謝之進行，當血醣濃度增加，胰島素（減醣激素）分泌增加，多餘血醣被送至肝臟儲存，稱肝醣：當血醣減少時，胰臟內另一種對偶激素：抗胰島素分泌增加，於是肝醣分解送至血液中，便血醣值回復正常。

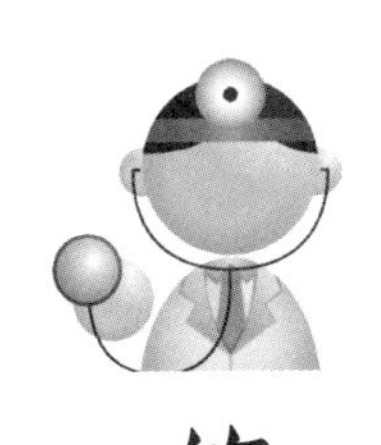

第六章 禪思、氣場、炁功與念力

氣與念力

炁為氣之古字，乃「无」（無之古字），「灬」（火之古字）之合成，炁功即為無火功，就是在一種無火（鬆、靜、自然）的狀態下，人體所生成的一場力場。古人認為宇宙間有電力、磁力、重力（地心引力），最近量子力學又發現結合原子核及核子之「弱力」及粒子間之「強力」，科學家馬克士威爾已將電、磁加以整合，證明了電、磁間之共生性、對偶性（dual），並導出電磁波速等於光速。可惜將電、磁、重力等加以整合之統一力場方程式至今未現，所以至今我們仍然無法製造出像幽浮的交通工具，任意的垂直升降。我們日常的交通被侷限於地表上。氣場，至今仍是一個深奧待解的謎，筆者將試圖提出一種假設來說明它，其中整合了諸多科學家的實驗成果。

人體氣場除了沿體表分布，並沿著脊椎之垂直中心線分布而形成頭部、尾部為正負兩極的「偶極子力場」（dipole）（此氣場沿脊椎中心並依圓弧狀向兩側擴散、垂直地表），並因此誘導出平行地表之垂直磁場以脊椎為中心向外幅射。而其週長約在紅外線、微波間，它與電磁波動一樣，原子（分子）間並不具同相位性，故其波動會隨著距離而逐漸減弱。

阿瑞尼亞學說指出：當物質由某一態轉化為另一態時，通常要經過一高能階狀態，此稱為活化態。同理，我們可以藉著將原子（或分子）軌道最外圍的電子（價電子）加以光能、電能、化學能或熱能激發後，原子或分子將跳升至較高能階之暫態，而馬上又將吸收之光能（等於二狀態之間之能量差）以光子的形式放射出來，此稱為激發放射，一個常見的例子就是螢光燈，而將能階差除以蒲朗克常數，即是被激發光之頻率。

由於此種躍遷行為是一種散亂（random）態，故存在著許多能階態，例如螢光就有許多頻率，其原子（分子）間並不具同步相位性，會隨著距離進行時，波峰與波谷之抵銷而減小其光強。如果我們將螢光再用來加以激發某原子（分子），而讓誘導出之激發放射之光子在一個空腔內來回反射地放大，在腔內有一面全反射鏡、一面輸出鏡，由於當腔長為半波長之整數倍時，光振盪才得以維持，故輸出光波將被篩選為單一頻率，此種光波即為雷射光。

光波不像電磁波，它不需介質加以傳播，它又具有粒子性及波動性，它像聲波及電磁波一樣，會隨著距離而減弱，但雷射光波乃介於紅外線與紫外線（包括可見光）間之單一色光，具有高度的同相位性，故不會隨著距離而減弱。而「炁」就是將人體之氣激發人體內之原子（或分子）後，在體內共振腔（任、督兩脈決定腔長，丹田穴及百會穴組成類似反射鏡及輸出鏡）來回反射振盪後而輸出之雷射光，它可經由頭頂百會穴輸出，也可透過經絡（如波導）而傳導至身體其他部分，例如沿脊背督脈或前胸任脈而散於體表或於頸部沿肺經之中府、雲門穴而到達拇指前之少商穴。另在關節處之橫切面可形成有如反射鏡之作用，以反射「炁」光至手、足。

也就是說，每一個人都有「氣」場，但須經過鍛鍊，才能發動「炁」功場。由於在「無火」（靜）狀態下，才能集中我們的能源（氣），才能激發「炁」場，而人是有思想的，當我們以意想身體某部位時，實驗證明，該部位的肌肉電流也會大增，也就是說，當我們以意引氣時，「意念」的內容就可被加在氣或炁上被發射出去，以電學術語上來說，意念被調變於氣（電磁波）或「炁」（雷射光波），而形成一個分布於紅外線波譜附近的調變電波或光波，再放射出去。

發射與接收

當我們講話時，即發射了聲波，經由空氣傳播，及於他人耳膜，耳膜震動，經人腦判別（解碼）後，該接收者「聽」到了聲音。這種音頻波之慢振動，由於電磁波動弱，只能靠電線或光纖加以傳輸，稱為有線電：當振動高於每秒兩萬次以上，由於所形成的電磁波動變強，就可經由波動加以傳輸，稱為無線電波，此時語音、影像等信號被加於電波上而影響（調變）電波之振幅、頻率、相位等而稱為調幅、調頻、調相等之「發射」，電波隨著電磁場波動而存在於空間，但因距離而逐漸減弱，在接收處，人們安裝了線圈，將電波感應成電流而「叫」下空間之各種信號，並利用電磁共振時得到最大輸出的理論，將電容與線圈共置而選擇出某一頻率，同時選出了含於其內的調變信號，並將之放大、解碼（去除電波內之高頻載波）後再度將信號放大，推動喇叭，發出聲音，此時接收端接收到了信號。

近代，含有單一色光之雷射光波被發現了，由於其頻率高，可傳送之距離長，所以人們開始了光通訊。將信號訊息加於雷射光波上，依光直線性或光纖的可曲折性將訊息傳導於光所經過之任何路徑上，接收者可在其路徑上裝上鏡片聚光或反射收集信號後加以解碼。或經光纖及波導由海域或地表傳送至地球任何部分。

另一方面，人們也藉由將參考光（雷射光）與物體反射光所形成之干射條紋現象，而將影像立體全影記錄在平面之感光底片上，等接收端將底片照以雷射光源後，物體將被顯影，這也是當代另一種方式的發射、儲藏、接收與解碼訊息。

有了以上的學說，似乎可較圓滿的解說一些已經發生的事蹟：大陸氣功師以掌心發「炁」，數十公尺外之紙張應「炁」而燒，因為「雷射光波」點燃了紙張，雷射可切割鋼板，遑論紙張，某具童子功之兒童可直接以眼看出雷射全影底片，而不必用雷射光照於其上：耶穌之聖跡：以手接觸患者病處，病患不藥而癒：氣功師發「炁」，接觸或遙送「炁」，幫病患治病，不管是經由接觸或波動傳送，此時病患體內接收了治病訊息的紅外線雷射光波，它可殺死病毒但卻活化人體細胞。

因為人體炁場內攜有辨識碼（旗標），故當意念內容設定為「救治」而非「殺傷」時，病患吸收、解碼後只會殺死病毒而不會殺傷人體細胞，如今的雷射手術刀，用的是二氧化碳雷射，其媒質為二氧化碳、氮氣、氖氣，波長為10.6微米，為紅外線光譜，而人體不也正含有了二氧化碳及氮氣等氣體嗎？所以說，人體氣場是類如具靈性的手術刀。

最近，大陸科學研究院以嚴新氣功做了好幾項嚴謹的實驗，證明了即使遠在幾千里外發氣功，「炁」仍然可以改變水、溴化烷之分子結構，影響雷射光的偏振鏡之角度，改變人體之DNA、RNA結構狀態。由於炁是一種雷射光場館，它並不會隨著距離而減弱它的強度，而它又是一種能量，可以使分子吸收後因狀態能階之改變而影響它的結構。

「炁」之本源為人體，故人可自我療傷或吸收「炁」功訊息，解碼後用以去病療傷並不很稀奇，但是無生命體又如何截取到了「炁」場信號，唯一合理的解釋是：含訊息的「炁」光波一經人腦發射後，由於光波每秒可以繞地球的七週半，它瞬間即進入某個空間，在空間某處造物者設有接收、感光及顯像、解碼等裝置，這種全像訊息被接收解碼後，若不違反造物者之基本原則：「仁愛」的前提下，將會有某種能量輸出以執行該念波訊息。而祈願之所以成功，因為此時眾人同心、念波諧振、功率激增，更容易上達天聽吧！

靈魂進入人體後，由於心臟等力場之束縛，除非像喇嘛等練了「開頂大法」，可讓其出竅，返觀時空以便示諭自身後代特徵，傳承喇嘛外，人就在其時空內玩「生之程式」，可是等「程式」玩完，只見一縷光波自百會穴而出，它到了那裡？人之「今生」該只是個旅程中站，所有能源必有個「源場」及「歸場」，宇宙間必有著某個接收站，以接收人體的任何訊息並綜合每人的業障（以往之生命軌跡）而決定賞罰。念動而後行至，思及此，人焉可不謹言慎行！

禪思、靜坐與禪臥神功

禪，源起於梵文：（dhyrana），意即為「冥思」，為保持冥思態，而採用盤腿打坐姿，致使身體出現炁場，當炁力場行經距離，對人或物體產生作用，是謂「炁」功。

道家，雖然以術聞名，但對於「調息」的解釋卻與佛家不同，佛家主張在冥思下，「調整呼吸」，以意導氣，沿任督二脈而行，而道家卻主張將呼吸方式調整為「胎息」態，也就是「呼吸」採若有若無態，以「坐忘」代替「冥思」，此種思想像極了老子的「無為而治」，及太極的「靜極生動」的主張。

首先，我們來比較雷射及炁波之生成。雷射需要五要件：

(1)活性媒質：（具活化態）由於人體內具有二氧化碳等氣體，可謂天然生成。

(2)空腔：胃、肺等是一微觀之空腔，而由任、督兩脈組合成一大之空腔。

(3)反射及輸出鏡：由丹田、氣海形成的橫切面或會陰穴之橫切面可視為一反射鏡，而由百會、印堂眉心、腦垂體組成之橫切面可視為一輸出鏡。

(4)激發能（光）源：使高能階之原（分）子數大於低能階之原（分）子數，讓「放射」多於「吸收」，光線才能得以放大。人體內之「氣」是激發能源，且由於炁是一種「激發放射」，誘導出的「炁」光頻率同於觸發之「氣」場頻率，故須於腹「腔」內養足精元之氣，並靠「冥思」將氣能匯集於此，以期使能有足夠的「氣」能去撞擊人體內之活性媒質，產生激發放射而生成「炁」光。

(5)吻合放大現象得以發生之要件：當一個雷射裝置形成激發放射後，由於空腔之封閉性，光得以自動在兩面鏡中來回反射而形成放大及輸出功能，但由於人體之開放性及不穩當性，如念波向外輸出，氣場隨時向外輻射洩漏，身體隨時在動，致「放大」過程很難在體內進行，故須先經過調身（打坐）、調心（心內斂）之過程，使身體進入穩定之「密閉」系，使洩漏之「念」、「氣」場減至最少。至於讓氣在二面鏡（會陰及百會）來回放射，道家採「坐忘」方法，長期溫養氣，使之有一天在氣能足夠下，「靜」極生動，氣自然沿經絡在其內來回反射而生成「炁」，是謂打通任督二脈。

而佛家則採初期以「冥思」方式在丹田「腔」內集氣，而後期則以「用意導氣」之方式；吸氣時、氣由尾椎會陰穴沿脊背三關直上頭頂百會穴；呼氣時，氣由百會穴下降沿胸腹回尾椎會陰穴，謂之「武火」，使得氣能在「意引」下加速「炁」的生成。惟「欲速則不達」，萬一火候不足，即行「武火」，以意導氣，往往未明經絡又強以氣衝，致別分異路，而生偏差，等大道未通，溝渠另行，有如黃河決道他行，往往事倍功半，橫生枝節。對於初學者，筆者一個中肯的建議，仿道家而行：調身、調心、調息（呼吸若有若無），終有一日，氣足任督自通而炁自然生成。

總而言之，究應如何透過禪坐調和身心、治病強身呢？

(1)閉五識：最好選擇一幽靜場所，閉眼，閉耳（即以耳塞封耳或耳朵「聽」而不聞聲響，當然周遭最好寧靜無聲），鼻子呼吸微緩（不理呼吸，久之則呼吸成若有若無態），舌抵上牙齦（即接通、閉合任督兩脈），身體採盤坐式；單盤或雙盤皆可。背宜直，但身體放鬆。

(2)閉手指：佛家：大姆指相抵合，以接通人體左右（正負）經絡，而其餘四指置於另一手掌中。道家：姆指相抵，餘四指交握。基督徒：可採雙手合掌，如祈禱狀。

(3)調身、調心：坐好之後即開始調整身體，先求穩當，如有不穩，則宜調整之，務求保持一個在鬆、靜、自然的狀態下可以持久的姿勢；既穩之後端正身心，四體雖有癢、麻、酸、排氣、酥等感，聽任自然，不再蠕動。

(4)止觀眉心、意守眉心或坐忘：如對於思想紛雜之人，與其要他意守丹田（小腹），不如叫他停止一切觀想，只用「心眼」凝視眉心印堂穴（上丹田），並藉由聆聽鼻端之氣息交會聲而入靜：否則對初學者可先由意守下丹田而入靜，此時由於意之「溫養」，精元集中丹田化之為氣，約半小時許，丹田之內，精氣充足，氣通百脈，全身舒暢，排放熱、廢氣（流汗、放屁等）：或者如道家之「無為」，什麼都不想，藉由坐忘而生精氣；止觀眉心乃將精能量收集於印堂，然後因循呼吸而下丹田腹部；意守丹田乃直接收集精元，以意「溫」氣而生「炁」。

而道家則藉由「坐忘」使達於完全密閉系，使系統反應自然向低能階方向進行，期使放射現象（回到低能階）大量進行，而生「炁」，二者方法不同，其目的則一。但禪坐日久，丹田飽熱，男根勃舉，此時宜改為意守眉心成在平常以深呼吸代替日常呼吸，從會陰一吸氣上提至百會穴以滋補腦髓，一呼氣，下至胸腹，精氣隨「意」散於全身，滋養五臟六腑。

(5)炁通任督：坐禪日久，有一天，當元氣充滿丹田、氣壓足夠，即會產生「放電」現象而出現強烈「炁」光，此時氣會自動由會陰穴沿督脈直上百會穴，再出百會穴而入口，沿任脈而順胸腹下回至百會穴，完成一週之放大振盪，之後，炁將在任督二脈間自動來回反射放大，氣終化為炁。

(6)意守處以治病：由於氣或炁都在紅外線波譜附近，可殺病菌，而且當意守某處時，該部之生物電流就會激增，等於匯集白血球大軍作攻擊病菌、修補組織之指令工作。所以往往可以「意到病除」。宋朝《經濟總錄》的「自我運氣療法」一篇中曾說：「其有宿疾，以意並氣注之患處，不過三五日必瘉。若四肢有患，亦可以以意攻之，其病遂散。」而《六妙法門》內「治病第九」記載：「云何用止治病相，有師言，但安心止在病處，即能治病。」

(7)收功法：收功時，由於狀態改變，系統瞬乎間由密閉系進入開放系，溫差導致外氣流入，很容易因此染患風邪（感冒），故收功時，應先作數度深呼吸，縮肛提氣，以閉住背後所有的穴道，之後再將雙腳打開（初學者容易痠麻），雙手交互搓熱後，以雙手磨擦全身，尤其要揉按雙腿，以使氣血通暢。

當然，如果有明師指點、護持，亦可在靜坐時以意導氣，使其在意遷引下於腔內（百會穴、會陰穴、任督兩脈合組成）往返振盪而生「炁」場。否則，宜待氣滿，氣機自然發動，正所謂「靜極生動」之太極原理。

諧振與禪臥神功

電學上的諧振即物理學上之共振（鳴）。我們可以利用諧振理論去大量放大、發射、接收或篩選某一頻率之信號，亦可以利用諧振現象而激盪出一特殊頻率之信號源。

人體內有空腔，即為電容態，腸、胃、腦內也不乏器官、組織為圈狀、有如線圈態，故人體本身即存在著諧振的要件，當人手摸一個音響輸入端時，往往可接收到某一電台的廣播，即為一個簡單的明證。人體，當然也存在著一個自然諧振頻率，當人體自然諧振時，那就是所謂自發功的出現。以往，人們因為不知而忌諱避談，甚且視之為「走火入魔」，殊不知它正如練太極、外丹功時所出現之自發功一樣，具有神妙功效。

同樣，透過冥思或坐忘等方法，以讓我們的心夠純、夠靜在與本身氣場共振下，此時按理論我們可將念波無窮放大，當透過「炁」波放射出去後，由於此時功率為無窮大，我們有理由相信，此種信念常可「上達天聽」，而其響應即所謂的聖跡（善念）或天災（惡念）。

人，可以設計各型的電腦，以執行各種不同功能之程式；神，也設計了各種不同的人去玩「生命」程式；有各種人，也有各種宗教，電腦有相同的磁碟操作系統，而宗教也具有共同的「入教」信念：仁愛心。在思索中、西宗教的同時，我常喜歡探尋它們之間的共通性。

有那麼一天，我靈光一閃，「祈禱」不也就是另一種形態的「禪」嗎？只不過東方採「禪坐」，西方採「禪跪」，東方手勢採「交」握結印式，西方合掌，東方盤腿，西方跪腿；盤腿時兩腳經絡成短路態、血氣不通，而跪腿時兩腿成開放態（或視大地為電容）都會導致酸麻，而且不合乎「對稱」的理念，要是融合「禪坐」與「祈禱」，再溶入對稱理念，形成「禪臥」，那又如何？也就是說，將手、腳皆採抵合（或並合）之方式，此時由於身體之對稱性（手、腳左右各有三條陽、陰經），及左右身之正負極性，在冥思或坐下，接通了身體之經絡，是否會產生自發的諧振功呢？結果驗證了學說，由於此種功場是經過諧振放大的結果，它自然具有足夠的功力去強身壯腎，消滅病毒。

且看，禪臥功法如何實踐：

(1)眼：閉眼。

(2)耳：聽而不覺（或以棉花塞入耳中）。

(3)鼻口：閉口、呼吸若有若無。

(4)舌：舌頭輕抵上牙齦。

(5)身：採仰臥躺下方式，左右二手指尖相抵（兩手較長的可以兩手掌併合，以自然舒適不產生手張力為原則。）左右二腳之腳趾，底部並合接觸，此時兩腳會自成一弧度。

(6)意：全身放鬆、自然，入靜下將意念守於丹田穴（臍下一寸處，如不明白確切處，由於場具輻射性，只要意守肚臍點即可，所謂意守，即開眼後，用「心眼」觀想該處之意），如染患病痛，可改為意守患處（其姿勢如圖二）。

禪臥約二十至三十分許，四肢百骸無不和通，全身會因諧振而生自發功現象，有手腳自動擺振者，有光是手或腳擺振者，有的因經絡阻塞或未達入靜以致未有諧振現象或振幅太小無法察覺者，而其頻率約在每分鐘數百次，諧振有週期性，自然振動一段時間後會自然停止，然後又再開始。由於氣（炁）場佈滿全身，可立使病消或減弱，修護各種病變，無病則可強身壯腎。筆者已將此功法介紹給諸多親友，而治好上百病患，並使之容光煥發，判若兩人，研習者驚歎之餘，又稱之為「神功」。其口訣為「平躺臥，合手足，閉六識，鬆身心，定人中，發神功。」簡單易學卻功效無窮：健身防癌治病強腎⋯⋯。

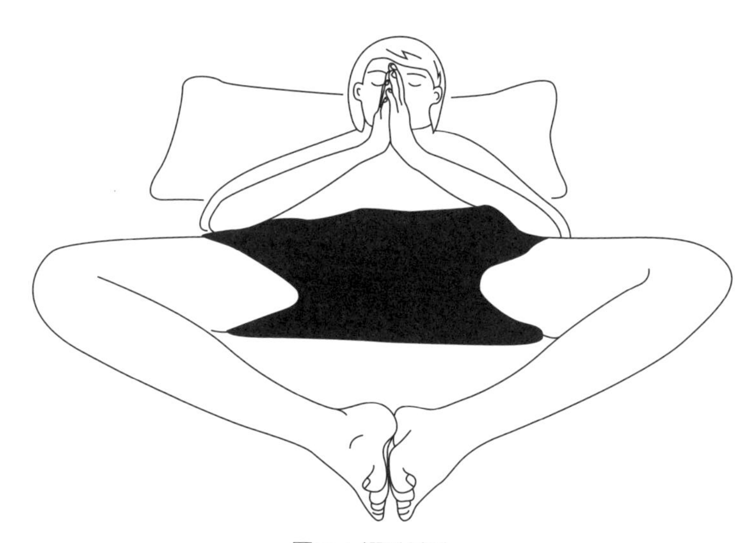

圖二：禪臥神功

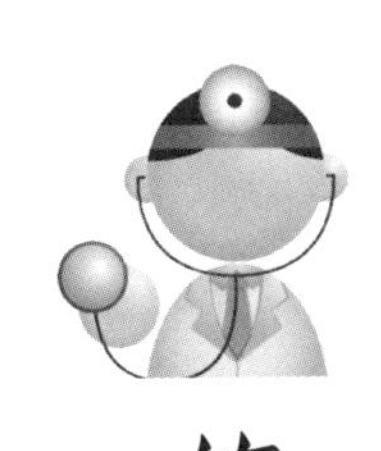

第七章　神奇的經穴養生

(1) 生死之穴

位於鼻下唇上身體的中心線上，人體有一個凹下之槽，此處即為人中穴，因其具特殊療效與功能，但若施以重力刺擊，亦會致人於死，故道家稱之為「生死穴」，掌握其奧祕，當可瞬間解除病患痛楚，甚至挽救生命，此特殊穴點可視為上蒼送給人類的傑作，就像電腦上有一個「CR」（復始）按鍵般，人體上的人中穴所做的也類似電腦所作的緊急「中斷處理」模式，執行「復始」的功能。總而言之，若一個人身體上有任何的不正常氣血脈動：包括痙攣（俗稱抽筋），心律不整（心跳速率太快），羊癲癇、馬上風、暈車（船、機）目眩、昏沉、緊張、或因貧血而暫時失去意識時，請立即壓按人中穴（力道大小因人而定），約一至三分鐘內，人體即可恢復正常知覺，昏眩感，或抽筋等毛病，所帶來的痛苦也可瞬間獲得解除。而且壓按人中也可產生止血功能。所以它是人體「氣血」的復原鍵。

近代有人做了以下實驗：將兩手置放於鹽水之電解液中，測量兩手之電位差約在五毫伏左右。人體內的間隙相當多，除了靠經絡傳送氣血外，也靠此種生物位移電流傳遞能量及信號，當生物電流流過人體，在其垂直橫切面會誘導出一磁場；而且當電流流過曲狀物時（例如腸子），由於電感（線圈）效應，在此兩端會誘導出電壓，其圈內並有磁場產生，也就是說，人體內充滿了氣，它是由生物電流所形成的電流場、磁場，並隨時受人體的訊息（包括基因碼、思想波）所調變，這就是在圖三中所繪出的人體能場分布圖。而在這些能場線彼此相互交叉點上，形成了漏斗狀的場能漩渦，本迪脫博士將之命為「查克拉」（Chakala），而七個主要的「查克拉」正巧沿著脊椎中心線分布（此與任督二脈理論相合），它乃是分布於百會穴頂、腦部、咽喉、心臟、太陽叢、恥骨、基部，能線在此反覆交叉，形成人體能量中心；而一些交叉數較少之「查克拉」恰與中醫學的「穴位」相對應。也就是說：穴位是人體能線交叉的「節點」（node），也是「電氣阻抗」較低之點，又於交會處形成漩渦凹陷，人體凹點即是穴道點。

在人體內之五臟：心、肝、脾、肺、腎，包括心包（心臟節律點的跳動體系），其功能為儲、運，其主內涵不變，為被動性，屬陰；而六腑為胃、大腸、小腸、膽、膀胱、三焦，主為消化、吸收、排泄、傳運等功能，具主動性，屬陽；當人飲食後，經胃吸收，精氣蒸發上升至肺，由肺始，經十二正經，營養五臟六腑及肢骸。十二經脈，「內屬於腑臟，外終於支節」。陰經屬臟絡腑、陽經屬腑絡臟，行經手、足，各有陰（都分佈在內側）、陽（都分佈在外側）三經，計十二經，合稱十二正經，它們分別是手太陽肺經、手陽明大腸經、手少陰心經、手太陽小腸經、手厥陰心包經、手少陽三焦經及足陽明胃經、足大腸膀胱經、足少陽膽經、足太陰脾經、足少陰腎經、足厥陰肝經，其重要性恰如「靈樞經」所謂：「所以決生死、去百病、調虛實，不可不通。」其循行圖見拙著《不吃藥的方法》。

經脈乃血氣營運之道，有血流動必生「氣場」，但氣場可互相感應生成，所以有氣所在之處，並不一定要為血液流通之路，故稱其為血氣營運之通道，其縱向者稱經脈，橫向者稱絡，只有在人活著，氣血運行時，它才存在著，當人死被解剖後，當然無法觀其路線，所以明朝之李時珍才在「奇經八脈考」中說：「內景隧道、唯返觀者能照察之」。內景，指的是臟腑；隧道，指的是經絡；唯有明心靜性（禪定）時方可觀察到。

除十二正經外，另有任督二脈，各督導全身之陰經及陽經，沿著身體正中心線分布，在前者為任脈，在後者為督脈；任脈由會陰上升至唇下之承漿穴；督脈由會陰穴、長強穴，沿脊椎上升至頭頂百會穴下顏面進入唇下之齦交穴，此即任督兩脈之分野點，故舌抵上牙齦，即俗稱之「搭鵲橋」，乃接通任督兩脈之氣血通道，以利氣血通行。

另有沖（衝）脈，起於胞中（即睪丸或卵巢處），至會陰，於丹田交於任脈，沿臍上行，至胸中而散，乃「氣街」，即氣通道，故又與任脈合稱太沖（衝）脈；沿腰環形為帶脈，主司腎功能；另有陽維脈循足外側上行，維繫全身衛氣；陰維脈沿足內側上行，維繫全身陰血；陽蹻脈起於足後跟，上行人於頭部之風池穴，主人體之舉足步行；陰蹻脈起於內踝，上行至咽喉；蹻者，「橋」也，陰經、陽經各經由商蹻相交，「陽蹻陰蹻，陰陽相交，陽入於陰，陰出於陽。」任督二脈、沖脈、帶脈、陽陰維兩脈、陽陰蹻兩脈合稱奇經八脈。

（2）經穴按摩

由於經絡乃聯絡五臟六腑氣血通道，而氣血之交節點即為穴道，如同電路學上網路的「節點」一樣，當各源流（臟腑）之功能異常，或其電阻抗（氣血道的寬窄、曲度等）發生變化時，流於節點上之匯流也會發生變化，因為此氣場受腦波所調變，故變化訊息會反射至腦中樞，發出異常信號，而在皮膚、肌肉引起變化，並於相關穴位點出現疼痛、痠刺或麻痺感。

故若此時在相關穴位加以針刺、灸燒、指壓、按摩，由於相關迴路的阻抗發生變化，流於其上的氣血值就會發生變化，也就是說，內分泌就開始發生變化，接受到這樣的「反饋」信號，人體就開始自行調整相關系統；如果此種「不暢」，是導引於身體零件（臟腑骨血等）的些許不良、損傷、或值能變化，而其程度不深，即在所謂的容許範圍內，那麼人體就會自動發揮「調整」的功能，而使身體恢復正常；當然如果久病期內不行反饋動作，加以物理或化學治療，等病入膏肓，零件破壞程度已非潤滑或調整所能復原，只能動手術加以更換，如無零件更換或手術失敗或太晚更換，也只有死亡一途了。

英國的生理學家亨利．赫特表示：「人體組織及內臟異常時，會透過與脊髓、腦部有密切關聯的神經，而引起肌肉及皮膚上各種變化。」科學也已證實，在身體表面的某

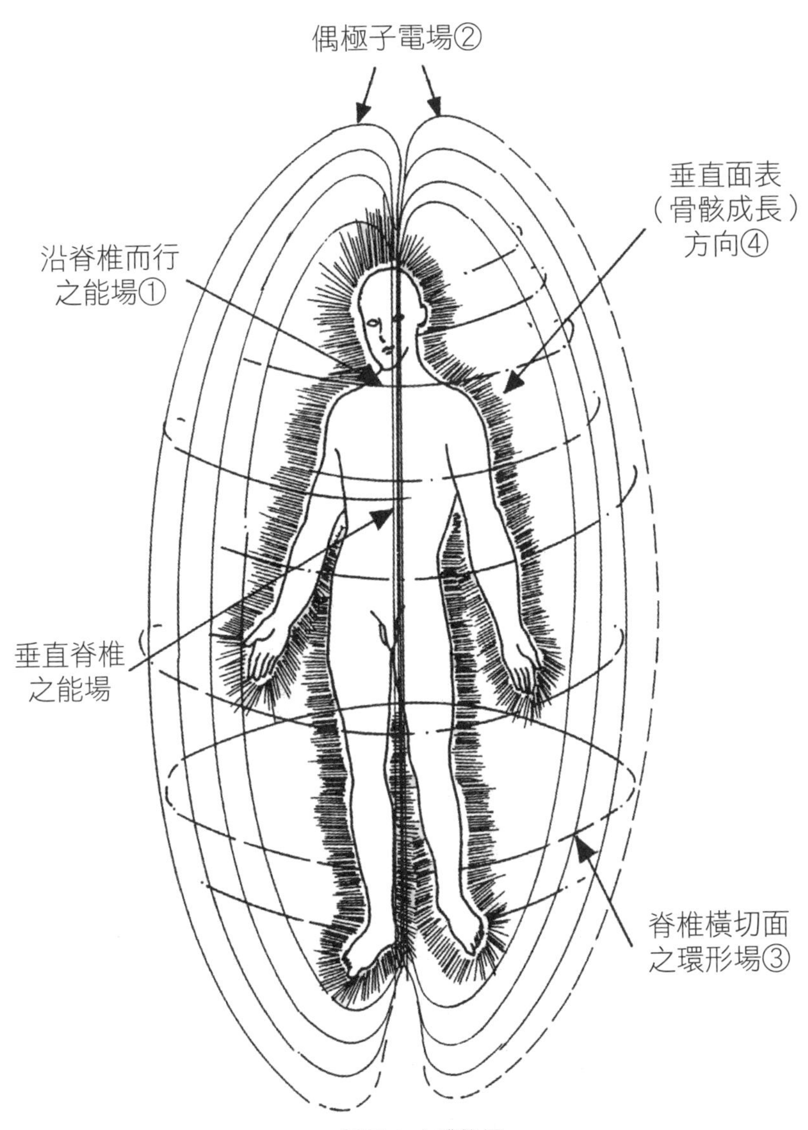

圖三：人體能場

部位給予刺激，刺激即會傳至脊髓或腦中樞，由該處再反射至相關的內臟或其它組織，產生各種知覺運動，循環系統或內分泌也隨之變化。故以針扎、灸燒、按摩、電風扇熱吹等給予皮膚之刺激可用來整頓內臟，尤其如果能針對反射區、點（腳底、手尖）或穴位點行之，更可使功效百倍。

由於人體上有太多的穴位，筆者只提及數處明顯且重要的經穴，如能在病痛時加以指壓按摩傳統針刺、灸燒，或貼上無痛之磁粒絆或益力絆代替，可減輕或消除病痛：

①百會穴：頭頂正中處，按摩此處可治頭痛並使頭髮烏黑，兼防貧血性目眩、血壓異常、脫肛。

②太陽穴：在兩眼旁之凹陷部分，以手指行圈狀揉按該穴，可治頭痛、頭昏。

③人中穴：如前述位於鼻下凹處，可治所有不正常氣血脈動，包括休克、痙攣、虛脫、暈眩、昏迷、中暑、腰痛、羊癲癇、馬上風、面癱、遺尿、精神分裂等。

④迎香穴：位於鼻翼兩旁，治療頭痛、神經痛、臉部麻痺、鼻塞（若同時沿此穴兩旁摩擦一百次後，可使鼻清氣爽）。

⑤睛明穴：位於眼角與鼻根相交處，可消除眼睛疲勞，防止近視、遠視、淚眼，並治療白內障、結膜炎。

⑥合谷穴：即虎口穴，位於拇指及食指凹陷處，身體所有痛感，壓按此處皆可減輕，如頭痛、喉痛、眼病、鼻炎、便祕、耳鳴，尤其對牙痛特別有效，痛感愈重，壓按力量需愈強。

⑦少衝（沖）穴、少澤穴：小指疼痛、表小腸或心臟或眼睛有毛病，小指指甲外旁後側凹陷處有少澤穴，可治小腸疼痛（拉肚子）、咳嗽、眼昏、白內障等眼疾。內側有少衝（沖）穴，為心臟病急救之點，病發痛時，可用力壓按此穴點可止心痛。

⑧關衝（沖）穴：無名指甲外旁後側凹陷處，手少陽三焦經經過，感冒、發燒引起頭痛、喉痛、眼紅，此時此反射穴位也會疼痛，可用力壓按以治之，另可治頸椎痠痛。

⑨中衝（沖）穴：中指指甲靠食指邊之旁後側凹陷處，手厥陰心包經經過，如血壓異常、中風昏迷、中暑、心痛、小兒驚風時，此穴位會反射疼痛感，以力壓按之可復原。

⑩商陽穴：食指指甲旁靠大姆指旁後側凹陷處，有手陽明大腸經經過，主治便祕、大腸炎。

⑪少商穴：大姆指指甲旁靠身側，離指尖一公分凹陷處，有手太陽肺經經過，如肺有毛病壓按時很痛，但須忍痛壓按，等一天痛苦消失時疾病就好了。主治肺病、咳嗽、氣喘、流鼻涕、呼吸微弱、窒息、中風昏迷等。

⑫風池穴、風府穴：在後腦勺中央之兩旁凹陷處乃風池穴，而其中央為風府穴，感冒者日語名「風邪」也，即風之邪氣由背部之風門穴入侵後上藏於風池穴，柔和壓按此兩穴，可減緩感冒症狀，兼治頭痛及高血壓，肩痠痛（美容院在洗頭時常壓按此部位。）

⑬曲池穴、曲澤穴：彎曲手部，在其凹陷橫紋之外側始處，即曲池穴，由於手陽明大腸經通過，壓按之，可治胃腸道毛病，如下痢等：而肘窩中央之凹陷點為曲澤穴，有手厥陰心包經通過，可治心痛、心熱、頭暈、嘔心、肩膀抽疼。

⑭血海穴：位於膝蓋內側，沿其內側直上約五、六公分處有一微凹處，即血海穴，

有足太陰脾經通過，主治瘀「血」症，諸如月經太多、流鼻血、男女生殖器系統病、貧血等，此因脾臟（即胰臟）主氣血之生化，影響血液運行甚鉅。

⑮會陰穴：屁眼與性器之間凹陷處，壓按之，可治冷感、月經失調、遺精、痔瘡、生殖器病痛。如改以輕撫方式，可激發性慾，其乃任、督、沖三脈之交會處。

⑯湧泉穴：位於腳底前部

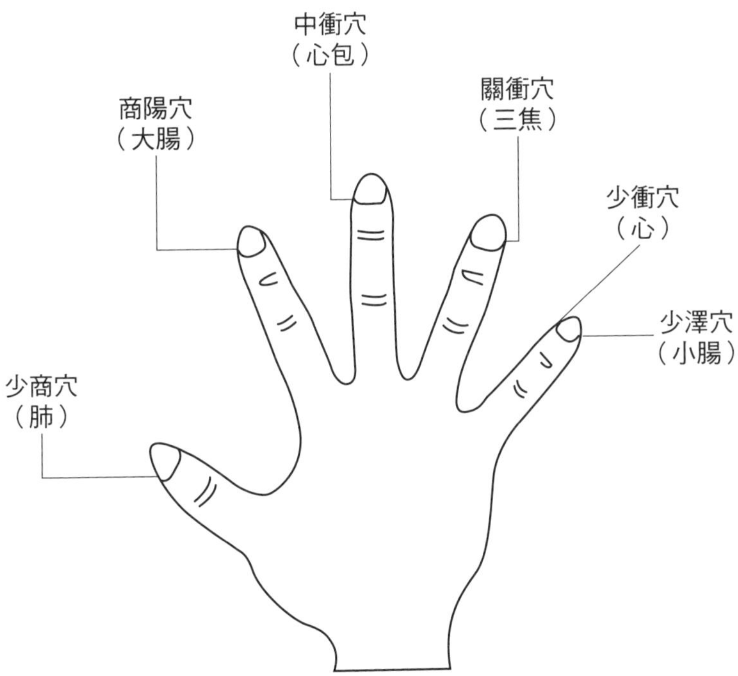

中衝穴（心包）
商陽穴（大腸）
關衝穴（三焦）
少衝穴（心）
少澤穴（小腸）
少商穴（肺）

圖四：手指病理反射穴位點

有兩端拱起之中凹處，因有足少陰腎經通過，乃「生命之泉湧出處」；可治腎虛、腰部及足部之冰冷感、失眠、歇斯底里、羊癲癇。

總之，傳統上對於皮膚、肌肉上所出現的疼痛點，都由於懼怕痛楚而抱著不去接觸的心理，這是不對的。除了傷口所引發的疼痛，須包紮就醫避免碰觸外，如果是瘀血疼痛，可以用揉按方式消除，如能再佐以熱敷（以熱毛巾沾水敷之）、或以吹風機用熱風反覆吹之，不消數分鐘即可去除瘀青、消腫止痛，此法亦對風濕症及腰酸背痛有效；除此之外，若非傷痛，當身上肌膚出現酸痛點時，該處點應為某穴位點，反射了相關經絡之臟腑病變發生了，即使你不知其穴位名，那又何妨，只需針對痛點，不懼痛楚的加以揉按，逐漸的，痛感會逐漸消失，此時人體也完成了自動調整修復之過程。身為人，真應該為自己擁有這麼神奇的身體感到驕傲而更加愛惜生命。

（3）**體部摩擦**

要行摩擦健身之前，先將雙手摩擦生熱約二分鐘，以讓「氣」積存於掌心便於摩擦時滲透，開始以雙手針對全身或特定功能部位加以摩擦，各部位功能如下：

①頭部摩擦：可強化腦中樞神經功能，並使頭髮烏黑。

②臉部摩擦：可使臉部膚色亮麗、消除皺紋、防止黑斑、青春痘，使荷爾蒙分泌旺盛，保持青春。

③耳部摩擦：耳部有一百多個經穴通往所有器官，摩擦之，可作全身美容，返老還童。尤對耳鳴、重聽有奇效，亦可治失聲、臉部麻痺。

④頸部摩擦：可治咽喉疼痛、氣喘。

⑤肩部摩擦：可治五十肩及肩膀痠痛、咳嗽、感冒。

⑥胸腹部摩擦：由於腸胃成曲狀，故宜以圓弧狀摩擦。以肚臍吸氣後，以掌心覆住臍點，先以順時針方向以手掌畫圓方式將圓徑逐漸擴大，遍及整個胸腹後，再以反時針方向向內畫圓內縮至臍點為止，反覆為之。可消除胃痛、腸病，健胃整腸。

⑦乳部摩擦：對女性而言，可以用左右手置於左右乳房上，先由內向外摩擦乳房四周，再由外向內摩擦，可美化胸圍。

⑧背部摩擦：在脊椎兩旁，是太陽膀胱經通過處佈滿穴道，由第二椎棘起，三、四、五、六、七、九、十、十一、十二、十三、十四、十六、十八、十九椎棘上，其旁一寸半存有風門、肺俞、厥陰俞、心俞、督俞、膈俞、肝俞、膽俞、脾俞、胃俞、三焦俞、腎俞、大腸俞、小腸俞、膀胱俞等十五個穴位，而中間線又為督脈經過，故背部摩擦對身體臟腑皆有裨益。雖較不便，但可常佐以深呼吸來「摩擦」之。

⑨腰部摩擦：環繞腰部有帶脈，它環腰穿臍，「主帶下，臍痛精失。」腰背之交叉有三焦俞、腎俞、大腸俞、小腸俞、膀胱俞等俞穴，相傳外邪內侵，多由背後「俞穴」灌輸集中於身前胸腹之「募穴」內，危害臟腑，故「新病求之俞」。若對腰部環繞按摩之，可健腎、治白帶、陽萎早洩、遺精、臍痛。如能沿後腰背上下摩擦，更可治諸多新發之病。

⑩腿部摩擦：腿有六條經脈通過，分屬膀胱、膽、脾、腎、肝、胃，摩擦腿部，除可強化腿部、增加性慾（大腿內側）、治厭食外，亦可強胃、壯肝、健脾、防止老化。而且膝部摩擦可治風濕性關節炎。

（4）腳底按摩

當一個電子產品走向精密化後，設計者一定會在面板上加上許多調整旋鈕或接觸點，以供使用者在各種電子零件變值時，可適度調整至最佳工作點，而使產品運作回復正常。

人除了在人中穴（雙手合掌直立正好觸及）擁有復始鍵，靠睡眠得以記憶、回歸基態，並如圖四所示，在十個手指指甲兩側擁有六種類的疾病反射點外。

在圖五亦顯示了腳底的反射帶。每天臨睡前，請屈盤腳底，閉眼靜心，以雙手將兩腳底徹底壓按一次，以檢查身體狀況，當壓按時，如某壓按點出現痠痛感時，依照圖五對照出您身體的那個部位染患病變，如果病症較重，除壓按點外，其相關聯之臟腑也會出現反射性痛感（可靜心感覺），而隨著按摩該點之持續進行，患者患病部位會有一種舒服感，表示身體「自我調整」的功能已在進行著，讀者不妨每天針對所發覺的病痛反射帶加以按摩，只要如前所述，不是病入膏肓（如癌症）的病症，當可在不久時日發覺腳底的反射痛點消失了，肝、胃等所謂的「富貴病」也不藥而癒了，相信到時你會感嘆：

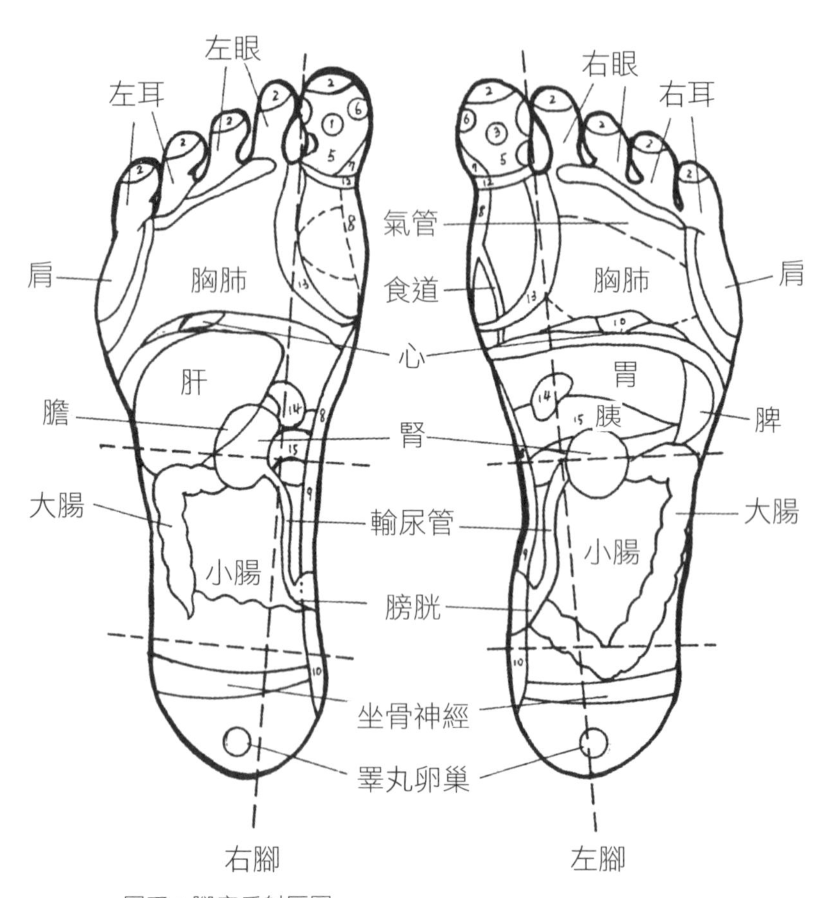

圖五：腳底反射區圖

(1)腦下垂體反射區
(2)大腦反射區
(3)三叉神經反射區
(5)大腦反射區
(6)下視丘反射區
(7)頸椎神經反射區
(8)胸椎神經反射區
(9)腰椎神經反射區
(10)尾椎神經反射區
(12)甲狀腺副甲狀腺反射區
(13)甲狀腺輔助反射區
(14)腎上腺反射區
(15)胰臟反射區

「是神跡！也是人力。」也希望您從此以後能更加珍惜生命。並防病於初始，在徵候出現時，就應馬上回饋，採取行動，才不枉生為人喔！

總之，任何物質的本身就具有連續性，故任何病症初期都具有癥候，絕非一蹴而發。所以每個人固應以自己擁有一個奧妙絕倫的身體為傲，慶幸之餘，也該珍惜生命，付諸行動，每天都應抽出一段時間對全身加以摩擦，或針對所急欲加強的臟腑組織功能，做重點摩擦（例如強腎，摩擦腰背；健腦，摩擦頭部；美胸，摩擦乳圍等），摩擦時加在某穴位發覺痛點，即縮小面積，做重點按摩；尤應隨時壓按十個手足指趾甲基部兩旁側凹陷穴位處，發覺有無「痛」感，如有，則不停按摩之，直到痛感消失為止。

每天晚上，至少務請淋浴一次，以熱水噴氣淋浴方式，對全身再做一次「摩擦」拂掠，（如能佐以「吸氣」，兼之作「氣按」更佳）在睡之前，更要對腳底來一次按摩檢查身體之狀況，如此當可強身祛病，即使有病痛臨身，也能在病之最初期偵出，而透過物理、化學或心理治療的方式加以迅速撲滅；請您記得，務必請您記得：「烽火可以燎原」「及時的一針以省九針（的煩苦）！」

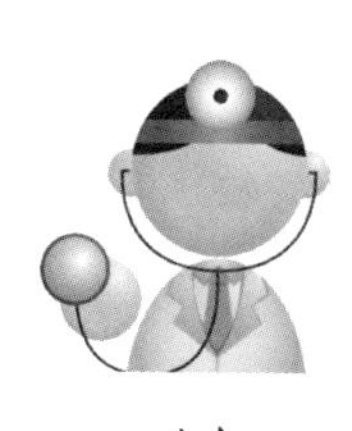

第八章　睡得好是養生之道

睡眠的過程與功效

人們常說：「休息，是為了走更長遠的路。」最近的科學研究顯示：睡眠，是為了使人可以活得更美、更健康、更長壽及更有智慧。睡眠，有其特殊的生理機制及功效；睡眠，絕對有其必要性；睡眠，絕對不是一個懶人的藉口。

怎麼說睡眠可以使人活得更美呢？由於在睡眠（夜間）時會分泌一種名為黑色素細胞抑制素的荷爾蒙，如果一個人一夜未睡，其皮膚層內的黑色素細胞未受此種荷爾蒙的抑制調節，則皮膚立刻會顯得黯淡無光、眼圈黑化、醜態畢露。當一個人通宵玩樂，一夜未眠，而於次日如倦鳥歸巢般返家時，你絕對可以從他手上、臉上皮膚的黑化無光澤情形，判斷出其徹夜未睡。所以，唯有透過夜間睡眠，才能擁有光亮傲人的肌膚，才有美感。而一個長期夜生活的女人，常需要靠化妝品以修補日益黑化的肌膚，此即夜間玩樂者通常需支付較昂貴的費用是合理的，因為，相對的，陪他們玩樂應酬的女郎（或男人）賠上的是她（他）們的青春。

此外，根據科學研究，睡眠的過程為緩波期（又稱無快速眼動期）後接上睡夢期（又稱快速眼動期，由於在這階段，都伴隨有眼珠快速移動現象，而且如果當人在此眼珠子快速移動之睡夢期被喚醒的話，往往他們都處於夢中，故又稱睡夢期。）

當人入睡時，先是進入緩波期的淺睡狀態，此時稍微一點聲音、光波之刺激，人就會覺醒。約一個小時後即進入緩波期之熟睡期，此時很不易被吵醒，然後就進人眼珠迅速移動之睡夢期，此種「淺睡、熟睡、睡夢」之過程稱為一週，一般約一個半小時左右，重覆四至五週後，人就會醒來。熟睡與睡夢期間的長短，會隨著年紀的逐漸增長及心理壓力的增加（包括憂鬱、緊張、興奮、生氣等壓力）而縮短，所以老人一般睡的短，因其「老來無夢」，而且不再長大。而且人也唯有在鬆、靜、自然下，才會擁有一個美好的睡眠。

為什麼夜間睡眠為人體健康的必要條件呢？由研究顯示，緩波期內人體做的是準備工作，也是一種靜態工作，由於前一天內細胞或激素（荷爾蒙）有所耗損，所以在這段期間做的是修補前一天所失去的精元，在熟睡階段，人體會大量的分泌生長荷爾蒙，以製造蛋白質分子（細胞之主要成分）及遺傳基因（去氧核醣核酸，又稱DNA），以供修補組織，促進發育並提供隔日所需的能源，此外，也會分泌乳腺荷爾蒙以催化母體分泌乳汁，並供合成某些物質之用。

還有一種相當重要的荷爾蒙，稱作「腎上腺皮質素」，可以促進細胞的新陳代謝，以提供人體第二天所需之活動力，但其分泌要件乃在「夜間」睡眠之緩波期內方能為之，此即夜生活的人較易老化之主因。因為如果一個人長期睡眠不良，那麼必導致生長激素缺乏，新陳代謝失調，又有何健康可言？

但是，睡眠還有一個重要的功能，即是記憶與學習。由於在白天裡（或非睡眠時段）累積相當多的經驗、知識、技術……等，人體必須加以消化、篩選、記憶、學習，甚至去蕪存菁後加以創新，這些工作都是在人體接收到緩波期之代表「準備工作完成」

之脈動指令後開始進行的，也就是說在「睡夢期」進行的，此時人體做的是：先將白天所經歷過的所有歷程重新播放一遍，然後再將其中以前未曾經歷過的「新」的經歷篩選出來，透過一種更快速播放的流程，將此種新的經驗反覆播放，再藉由此種「反覆播放」的流程，在腦部記憶區規畫出新的網路，由此，人們得到了對白天事件的記憶，並經由此種「學習」，獲得了智慧，有時將白天所遇見的難題，透過此種歷程後，在此段時期，人體會激發潛能，找出問題的對策，所以有些科學家在睡眠時找出了數學難題的解答，或「夢」見了新的方程式的出現。

英國劍橋大學之調查報告指出，百分之七十的科學家是從睡夢中得到啟示。日內瓦大學有次對數學家之調查分析也指出：六十九位數學家中有五十一人是在睡眠中解決難題。而且一些瑣碎的，不快樂的白天經驗也被壓縮、刪減後存入記憶區的深處，以防人體記憶容量飽和，不堪負荷，並達到保護自己之功。

所以，學生若想要有優異成績，一定是「睡的好，睡的飽」，研究人員想要接收新知，甚至創造發明，也要「睡的好，睡的飽」，推而廣之，每個人，唯有睡的好、睡的飽，才能發育快速，生長良好，肌膚美麗，身體健康，更有智慧而且更不易老化，也就是說更能長命百歲了。故石天基在其《養生論》中說：「服藥千朝不如獨睡一宵。」

生理時鐘與睡眠

在中醫的學說中，有所謂的「子午流注」的理論，即人體內部有個生物時鐘，氣血依年、月、日、時、分、秒之不同，循經穴流至五臟六腑，並在特定時辰在臟腑經穴上顯現出周期性的開閉盛衰的規律，而若在開啟（旺盛）時刻，對特定穴位或臟腑施以針灸、按摩或藥療都有驚人之療效。

人身體十二經絡旺盛的時辰為：子時（二十三時至一時）：膽經。丑時（一時至三時）：肝經。寅時（三時至五時）：肺經。卯時（五時至七時）：大腸經。辰時（七時至九時）：胃經。巳時（九時至十一時）：脾經。午時（十一至十三時）：心經。未時（十三時至十五時）：小腸經。申時（十五時至十七時）：膀胱經。酉時（十七時至十九時）：腎經。戌時（十九時至二十一時）：心包路經。亥時（二十一時至二十三時）：三焦經。

利用此種古老智慧的應用實例很多，諸如：

(1)「西醫會勸人們在十一時前入寢，因為「夜晚十一時至凌晨二時是內分泌（激素）最旺盛時期」，如能在十時半左右入睡，那時刻正好是進入熟睡期，正可以有最好的新陳代謝功能。」而中醫的說法是：夜十一時至凌晨二時肝、膽氣血正旺，肝膽負解毒之功，若誤此時辰，則次日人易疲勞。

(2)肺主呼吸，旺於寅時（尤其凌晨四時），由於肺量大，導致呼吸，脈搏次少，血壓最低，腦部供血量最少，生命力最脆弱，死亡人數最多，故此時為死亡時刻，但若於此時練功，收效最宏。

(3)寅時以針刺或以手壓按肺經的井穴（以水為喻，水之源起點謂「井」，「井穴」：即起始經穴點，十二經脈之井穴點分別位於手指或腳趾之指甲旁後側凹陷點，距尖端一公分處）即大姆指指甲內側之少商穴，可急救支氣管哮喘病人或肺炎高燒病患。當然平常施為亦有功效，只是針對經絡旺盛時為之，更可立竿見影。

(4)同理，若於各經旺時辰針對特定井穴施以針刺或按摩，可急救各臟腑病變。即子時扎按膽經之足竅陰穴治膽病，丑時扎按肝經之大敦穴治肝病，卯時扎按大腸經之商陽穴治大腸炎及便祕，辰時扎按胃經之歷兌穴治胃痛，巳時扎按脾經之隱白穴治脾病，午時扎按心經之少沖穴治心頻快速及心悸、心痛，未時扎按小腸經之少澤穴治小腸炎，申時扎按膀胱經之至陰穴治膀胱痛，酉時扎按腎經之湧泉穴可強腎，戌時扎按心包經之中沖穴可治心絞痛，亥時扎按三焦經之關沖穴治喉嚨痛。針灸之針較軟，以此種特殊針扎入穴位謂「針刺」，其效與以指頭反覆壓按穴位效果同，壓按時穴位會有反射痛感，並傳之於相關臟腑。（圖四、六乃相關井穴圖）

(5)陰曆每月十一至十三日為人體生理機能最強盛時期，最適宜運動、健身、練功。

夜來香常於晚上八時飄香，喇叭花於寅時開花，亦有中午開花之午時花，在在說明了所有生物皆有生理時鐘。最近的科學更證實，人類之生理時鐘位於橫越腦子底部、右眼的視神經纖維及左眼之視神經纖維的交叉處之正上方，即所謂的視神經交叉上核處，如果此處產生病變，人類就會失去每日律動之週期性，其作用猶如電腦中心之時鐘振盪器（可決定電腦程式之快慢順序等），並受人體某種基因所控制，另會受藥物，男、女荷爾蒙及壓力、刺激等，改變它的週期長短，大多數生物之時鐘週期為二十至二十八%小時，而人體的生物時鐘，據約瑟夫的研究顯示，約二十五小時，所以即使我們沒有設定鬧鐘，如果我們隔日凌晨七點有事須起床，我們只需在心裡上掛念著「七時起床」，此「人體時鐘」就會在七時左右叫醒我們，即使誤差，通常也不會超過一小時，因為雖然人體時鐘較大自然時鐘有一小時之誤差，但只要我們周遭有二十四小時之週期能量，就會使我們的人體時鐘調整一小時，使我們能配合大自然的節奏。例如早上日出的亮度就是一個「同步因子」，使人體時鐘會調快一小時，成為二十四小時，當照度為三百流明（半燭光）時之光線恰適宜人閱讀，但若以三千流明之強光照射，在睡眠後期之人，人體如同受「日光照射（代表早上）」的機制觸發，會自動調慢其生物時鐘。

另外，人體溫度隨時辰有高低、荷爾蒙及消化酶的分泌、呼吸、血壓都會有其每日週期性，但其最旺盛（高峰）時辰及最弱（低谷）時辰都彼此各異，都受人體時鐘不同相位之控制而不會錯亂，非常有韻律的進行著，以維持正常的生理運作。

所以，我們該遵守大自然的規律：「日出而作，日沒而息，子時而眠。」也就是說，惟有反璞歸真，順應天道，按生理時鐘運作，方能活得美，活得久。

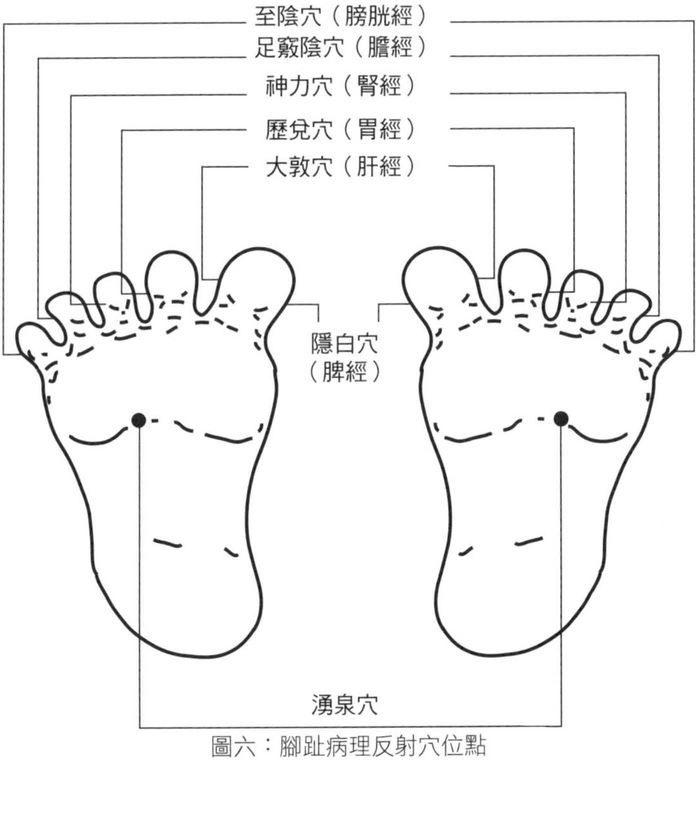

圖六：腳趾病理反射穴位點

最理想的就寢時間

綜上所述，由於一般人從就寢至第一循環之深睡期約需一小時，而夜晚十一時至凌晨二時乃肝經、膽經及內分泌最旺盛時期，所以最理想的就寢時間應在夜晚十時左右。

良好睡眠時間的長短

一個良好充分的睡眠究竟需要多久？一般而言，約需六至九小時，但會因個人體質、年齡、智慧、職業、個性、健康及用腦程度而有所差異。由於睡眠乃源於人體之需要：細胞分裂，增長、發育、新陳代謝、記憶、學習等，所以幼兒的睡眠時間會較老人來得長，因為他需要較多生長激素的分泌，而白天的許多經驗對他而言都是新的，都需要透過睡眠來記憶、學習，而老人除了已停止發育外，對他而言，幾乎「太陽底下無鮮事」，所以並不需透過睡眠學習太多的事情。

而由於生命時鐘決定於人體之基因，故每人睡眠長短不一，但一般體質較弱者內分泌通常較不旺盛，故需睡較久；愈聰明的人學習吸納知識與經驗的能力愈強，故所需的睡夢期較短，最有名者如拿破崙（一天只睡四小時卻精力無窮）及愛迪生。

至於職業上需常用腦者（即勞心者）由於需花較多時間於睡夢期，故通常會睡得較久；個性上多愁善感者，由於無法入靜及容易把瑣碎小事拿到睡夢中去「處理」，所以通常較達觀者需睡得較久：某一天若經歷較多事情，或學得較多智識或技能，由於需較長之睡夢期去吸納，自然也會睡得久；身體有病痛時，須靠生長激素之大量分泌去修補組織，也會睡得久：身體疲勞或心理倦怠時也會睡得久。

「在性行為後，由於疲倦及身體補充荷爾蒙的需求也很易入睡，若是愉悅的性行為後，則更容易引人酣睡」，筆者曾見一朋友蒙受精神壓力，難以鬆靜、數日未眠，服用鎮定劑亦無效，頭殼漲裂般疼痛，幾乎想自殺，經建議與其親密男友交歡後，壓力消失、酣然入睡。同理，孕婦也睡的長。

也就是說，除了基因的特性不同，致每人睡眠長短有所差異外，人本身就是一完整的自動控制系統，可依「需要」而自動調節設定所需睡眠時間的長短，如果你達到了身體所需要的睡眠位準，生理時鐘會自動「叫」醒你，這時你身體上的感測器「感覺」

就會發出「美好」的信號，於是你就會覺得全身舒暢、精神抖擻；如果你未達此需要位準，例如生長激素分泌尚不及，或學習記憶的過程尚未圓滿，則身體的感測器就會出現「未準備好」的信號，此時人就會覺得全身倦怠，精神散漫。

由於每個人每一天都有不同的心理、生理及學習等狀態，所以每個人每一天都有不同的睡眠時間的需要性。你唯一要做的是，儘量在夜晚十一時前入睡，先設定一假想的需要時間（六至九時），然後按日常生活作息後，憑身體的反饋系統「感覺」來加以修正睡眠時間的長短。舉例說：「如果你設定為八小時，可是你卻常覺得精神不足，不妨增為九小時，如果你覺得常會自動醒來而且精力十足，不妨減為七小時半或七小時，經過幾次的錯誤嘗試與偏差修正後，每一個人都可以藉由此種『試誤』的方法，找出適合他自己所需要的睡眠時間的長短。」當然，你每天可依當天身體、心理及學習狀態，稍微修正當天睡眠時間的長短。

睡眠的起始要件與失眠

一個人失眠的原因乃在於他無法進入睡眠的起始態，自然無法自動啟動睡眠程式，好好睡眠。那麼，什麼是睡眠的起始要件呢？其祕訣不外乎：設法迅速引導身體進入閉迴路系統（Closed System），也就是說在鬆、靜、自然下安置四體，求其穩當，正己身心，不妄動，閉眼，數息止念，如此約在二十分鐘後，人體與周遭環境就無能量（包括聲波、光波、動能、思想波）的交換，人體散發的場能也會達穩定態，如此，就進入所謂的閉迴路系統，就會開始睡著。

進入閉迴路系統以防失眠的必要性

為什麼唯有在閉迴路系統內，人體方可啟發睡眠程式以防失眠呢？在熱力學上有個定律：在一閉迴路系統內，化學反應會自動往低的能階或低的熱含量（焓）方向進行。

人體在經過一天的運動、休閒、進食以及思考……等行為之後，體內所有的細胞的分子、原子，因其外圍之電子吸收能量後導致能階升高，亂度增加，處於一種十分不穩定的狀態，隨時想跳回（躍遷）至低能階（或稱基態）的高穩定狀態，由於此種「自然躍遷」行為，必須在閉迴路系統內進行，要是我們仍然像白天一樣，以眼觀物，以耳聽聲，以鼻吸氣，以口攝食，以身行動，以意導向，以肛排糞，以腎排尿，以根做愛，那麼我們隨時都與周遭環境做著能量交流的工作，「則我們本身就是一個十足的開放系統，就無法進入閉迴路系統以做復始、準備及休養生息的工作。」

由圖七，可看出人在興奮時、安靜時、倦態或被催眠時以及睡眠時的腦波之差異。在入靜後腦波的頻率會降低、心跳會減緩，在倦態時會更加顯著，尤其在熟睡時，腦波的頻率只有每秒三至三點五週，所以說睡眠的首要條件為「放鬆」：先哲曾說：「定、靜、安、慮、得」為學習的五階段，睡眠含有學習及成長的歷程，故我言：「定、靜、安、濾、得」為人入睡的五階段。「定」指定身(安置四體)，「靜」指靜周（周遭無干擾)，「安」指安心（心境平

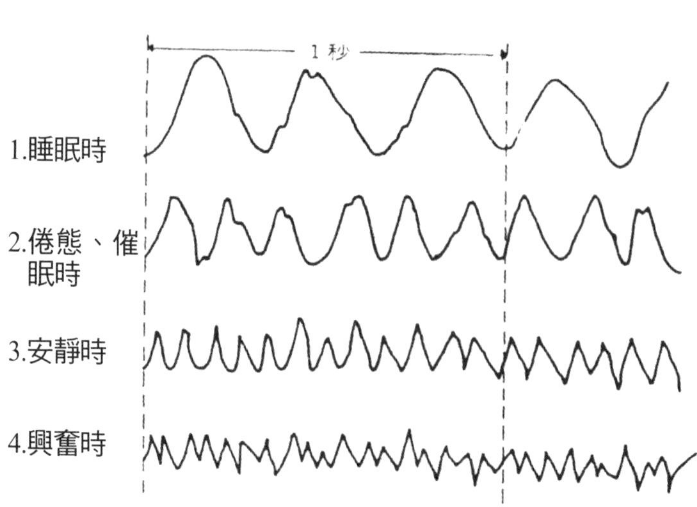

圖七 睡眠腦波與日常腦波比較圖

和），濾指入睡後，肝膽功能發揮，濾除毒素並整合過濾白天經驗以供記憶學習，「得」指的是身心自有所得，身體健康、知識精進。

睡眠的方向

最近的科學顯示，地球的磁場由北極出發掠過地表進入南極，雖然其磁場強度只有零點五高斯左右，但是由於人體的磁場分布，宛如以身體頭部及基底構成的磁鐵力偶，在人體之磁力線主要有一條由頭百會穴至底會陰穴處之力場存在，故若順地磁的方向睡覺，即南北躺睡（頭北腳南），地磁的能場則能為我所吸收而不是引生一排斥的力場。

據醫學實證顯示：絕大部分八九十歲以上長壽的老人睡覺時，都是南北躺睡而不是東西向躺睡，而且很多的慢性病患及失眠症患者都是東西睡，經改為南北睡後，經一段時間可不藥而癒，而且最近的科學實驗也顯示：磁場，是人體時鐘的同步因子之一，自然會影響我們的生理及作息腳步。所以若非南北睡之讀者，從今後請調整床鋪及睡眠的方向，以便於擁有一份愉悅的睡眠及健康的身體。

先哲的睡眠經驗談

先哲曾國藩對於睡眠曾有一段精采的敘述：

「……吾於入寢前，先於床上安置四體，無一不穩處，有一未穩，宜安排其穩當；既穩直，宜嚴正其身心，四體雖復有痾癢不復蠕動，如此食頃，則四肢百骸無不和通，睡思既至雖寐不昏……。」

縱貫全文，它的精華在於：一、四體穩當；二、正其身心；三、保持不動態（思維身體）。

而其祕訣，即前述的導引自我進入閉迴路系統，與前所謂的「定、靜、安、濾、得」有異典同工之妙。

「美髯公」張大千也曾因朋友一句戲言：「睡時鬍子如何放置？」而思慮好久終至失眠一夜呢！

睡眠的姿勢

睡眠時的姿勢以採右側臥為佳。

古人曾謂：「坐如鐘臥如弓。」採側臥時，心臟不似伏臥般會被壓迫，導致呼吸不暢而做惡夢，若我們採仰臥雖可避免心肺受壓，但若將雙手置於心胸，會壓住心臟，形成夢魘（故若採仰臥，必須將雙手平置身體兩旁），且仰臥時舌根易往後墜縮因而打鼾（易患此症者宜選用較高枕頭墊高頭部），且由於胃與十二指腸的連結開口處是在身體右側，如採右側臥，睡時胃內消化物較易進入十二指腸（身體重心移向右側），使胃可以多些休養期，故較左側臥睡為佳。而且採左側臥時，會使重心左移，心尖向左移結果，臨近突出之胸壁，也會使心臟受到壓迫，同樣亦作惡夢。綜合上述，睡姿以右側睡臥為最佳。

採用右側臥時將兩腳伸直，雙手可仿「臥佛」之「吉祥臥」睡姿，將左手平放，右手托右腮，不論何種睡姿，以「穩當舒服」為原則，例如當你覺得弓膝較舒服時，亦大可不必伸直兩腳。

談夢

當然，迄今為止，睡眠的奧祕還並未全部為人所發現，就拿睡眠中的「夢」來講，人們也莫衷一是。也許夢是白天潛意識的浮現，如人們常在夢中夢見久不見親愛的人，又如雖然某個人在白天的一些思想、行為不被允許實踐，亦即被壓抑住，但是在所謂的潛意識裡卻會潛藏著它，也就很有可能在睡眠中被其反覆的重播；但透過睡眠時的寧靜狀態，人的潛能似乎更容易被發掘，常因此透過夢境找到解決問題的辦法；有些卻是殘留影像（包括前世今生的記憶）的重播。

「高於我們層級的人，如神明或未來的人，也可能在人類睡眠時給特殊人們輸入某種影像或思維，以引導自己或周遭的人們往歷史該運行的軌跡前進，甚至邪靈也可以透過夢境，藉著波束場傳遞訊息與「指示」。

所以要想有一個美好的睡眠，必要條件為行善積德，遠離邪惡，做到「半夜敲門心不驚」，也就是反璞歸真，順應自然。

如何睡好覺

究應如何才能充分擁有一愉悅的睡眠呢？

(1)做好臨睡前的準備工作：包括①沐浴潔身②保持寢具乾淨及乾燥③冷感症者穿睡衣褲及襪子保暖④睡前一小時喝杯牛乳，絕對避免茶、咖啡⑤臨睡前撒尿⑥壓按湧泉穴以熱身及添睡意。茲分別說明如下：

①沐浴潔身除了可避免身體奇癢，避免蚊蟲咬傷外，更能促進血液循環，有助於入睡。

②保持寢具乾淨及乾燥，尤其在冬天時，若能以烘被機烘乾棉被，當濕度太高時以

除濕機保持室內適當濕度，當可製造一溫暖環境，引人入睡。

③對於冷感症者，由於手腳冰冷，身體必須消耗能量在手腳的調溫上。換句話說，身體與周遭環境有「溫度」之能量交流，就不易進入閉迴路系統，故應穿厚薄可達保暖程度的衣褲及襪子以保溫，肚臍及腋下要遮蓋著以防感冒，並使身體及腳底溫暖。

④由於牛乳中具有活性的胜肽物質，會與大腦中樞及末梢神經的阿片感受器起作用，而產生類似嗎啡般的鎮痛作用，帶來鬆散舒服感而有助於入睡。

另外牛乳與母乳中都含有半乳糖，是組成腦部之重要物質，喝牛乳時因其成分與母乳相似，很容易喚起嬰兒時的回憶而使人進入甜蜜的睡窩，所以睡前一小時可飲用一小杯牛乳，其量可依個人體質依實踐經驗加以調整，原則上以不會對膀胱構成壓力為原則。但是千萬不可服用鎮定劑，因為除了容易上癮外，長期的藥物侵入，將是一危險的致癌因子，不可不慎。

⑤臨睡前需先檢視自己有無排尿或排糞意，如有，則需先上化妝室加以排除，以免半夜因膀胱等承受太大負荷壓力，而做上廁所等惡夢或被「逼」醒。

⑥壓按湧泉穴：「對於患有失眠症或冷感症者，在睡前務必記得壓按兩腳腳底前部凹下的部位：湧泉穴（如圖六），此穴位白天按壓會湧出生命之泉」，精力滾滾，晚上按壓則會身體和熱，倦意上身，快速入睡。

(2)閉六識：佛家將「眼」、「耳」、「鼻」、「舌」、「身」、「意」視為「六識」，識者，感官也，窗口也。所謂閉「六識」，即「關閉」六個能量輸入、輸出之窗口。也就是說，當準備工作做完後，上床、（如前，最好於夜晚十時左右），然後，關燈閉眼（如果開燈，至少應避免光線入射臉部），以防光子（光粒子）照射眼簾，形成眼壓；關掉音樂，避免聲響等音能輸入耳朵，閉口舌，呼吸採行淺呼吸（當呼吸若有若無時，此時以「微分」觀點來看，呼出氣體之量約等於進入氣體之量，可視為十分接近密閉系統）：至於身體呢？則仿「睡佛」之右側睡，身體安置妥當後不可再晃動、抓癢。枕頭高低要調整好，不可太高或太低。太高，會壓住頸動脈，造成呼吸困難，妨害入睡；太低，頸動脈受張力向上仰，無法入靜入睡。

最後剩下的是「意」。意念飄移，思緒混亂，是使人無法真正進入閉迴路系統迅速達到熟睡的主因。如何使意靜止，佛家有所謂的數息法與止觀法，另有心禱法，茲介紹如下：

①數息法：閉眼後，心念（不出聲）一、二、三、四、五、六、七、八、九，往覆為之；亦可以靠計數呼吸氣息來定心。

②止觀法：所謂「止觀」，即將飄忽之心停止下來。如果你身上有病痛點，可以用心眼觀思該處，意氣注於該處不移動，除可入睡、兼可祛病。如無痛點則以心意觀想著上丹田穴（兩眉心正中央處）或中丹田穴（心窩處），下丹田穴（肚臍下三公分處），尤以上丹田穴為佳，因此時可聞聽到「答答」之鼻氣交會聲，有助入靜。

③心禱法：對於虔誠的教徒而言，「宗教」的力量常常是他們最「寬心」的能源，故可以依宗教類派，以心禱念（嘴不張開）「阿彌陀佛」或「阿拉真主」或「耶穌」、「上帝」，當可使其心安靜下來，進入睡眠態。

定心（六識）所耗時間，依個人「功力」而異，行之久矣，功力增強，時間就縮短，初入門者約「食頃」（十五分鐘）。當然，所謂「定心」，實際上還是「有心」，仍有能量耗費在「定心」，並不是完全的「無心」，當「定心法」用久之後，讀者應嘗試「鬆、靜、無火、無心（什麼都不想）」的境界，才能使六識（眼、耳、身、口、身、意）完全進入密閉系統，使內「炁」生息。則睡眠與「炁」功熔為一爐，除能休養生息外，兼可治病強身。

「炁」者，古「氣」字，由「旡」（「無」之古字），「灬」（「火」之古字）合成。「炁」者，「無火」也，火者，火氣也，能量也，此處無火者，用科學論點觀之，即當人體與外界間無能量的輸入、輸出時，人體內元炁（氣）就會自然生息。所以說，每個人在寧靜時都有「炁」功，只是強弱有別。

(3)按上法實施約十五分鐘後，會覺全身溫熱感，四肢百骸，無不和通，此時，我們的人體時鐘就會發出「開始睡眠」的指令，那麼保證你一定會擁有品質良好的睡眠。

另外，參見拙著《不藥自癒》書，在入靜後、閉眼雙手各捏雙耳垂一刻鐘，人腦所分泌的類嗎啡物質會使人身心愉悅放鬆、快速入睡。

熬夜的壞處

每一個人可以幾天不吃飯（但需喝水）不會死亡；但人卻不可以一天不睡覺，因為如果不經由睡眠重播、壓縮、記錄並重組後銷毀白天所積留的思維、影像，它們積累過多達到飽和點，身體上的記憶細胞便無法再行使記憶之功能，因為人腦就如電腦，有一定的記憶容量，當記憶容量被填滿之後，它就不能再執行新輸進的功能程式，它會被逼自動啟動睡眠程式，進入睡眠狀態，即使是打盹一分鐘，也代表了白天的檔案已部分或全部被銷毀了，留下一些活動空間以為新的一天所用。

熬夜的結果，只能靠更深度、更長時間睡眠才有辦法可以彌補精元，因為熬夜行為違背了自然法則，在人體內會形成一股抗張力而消耗更多的能量（精元）而導致疲憊不堪。尤其晚上十一時至凌晨二時是人體細胞再生功能最強的時段，為了犒賞一下白天辛苦的細胞也為了能走更遠的路，人，實在應該儘量避免「熬夜」。

此外，人體的生理時鐘是依分泌的褪黑激素而定。愈至晚上其量愈大，若熬夜就破壞了生理時鐘，無法分泌足量之激素而無法褪（去）黑，就會使皮膚變黑出現黑眼圈兼相對的使頭髮變白了。故為了養生及美容，千萬不可熬夜。

獨眠的好處

還有一點，為了很快進入睡眠態，並且在睡眠期不受外界能場干擾，有一點小建議，讀者不妨試行，那就是在睡眠時期擁有一個獨立的床位，也就是說，除非必要（如做愛時），夫妻、朋友、姻親、血親在睡覺時最好能擁有各自獨立的床位，以避免人體氣場的互相放射干擾，才可以在最短時間內進入「密閉」態，並全程的享有愉悅的睡眠。

科學家已證實：人體有數種主要能場（如圖三所示），其中具有向外幅射性的乃以脊椎為中心線，也就是以人體百會穴及下丹田穴組成一種類似偶極子電場，其電力場方向乃向兩邊成幅射狀，而沿著脊椎切面方向也會誘導出一環形磁場，當兩人互相平行躺下後，雙方的電磁場彼此會透過空間互相干擾，而且如屬夫妻、情侶，因分屬陰、陽極性（如圖八），男如同帶正電荷粒子A，女如同帶陰電荷粒子B，又形成另一種偶極子力場，互相干擾，在睡覺時必須等雙方都入靜後方可達到平衡，才可能真正進入密閉系統睡覺。任何一方的移動身軀，打鼾或者紛亂的思想波都會破壞整個系統的平衡，人們大部分的睡覺時間都被浪費掉了，「若能睡的好，睡眠其實並不需占用人們太多的時間。」

有伴侶的男女，當你出差時期，如果發覺當身邊少個人時，你似乎特別早起，但精神卻更加愉悅時，回家後不妨建議另一半「分床而眠」，（力場會隨著距離而減弱）畢竟這不會影響你們的感情生活，只要你們喜歡，隨時可以相擁一起，讓心靈肉體互相交流，因為床位是固定的，而人是活動的。

簡而言之，「獨睡可以使人在不受干擾下迅速進入睡眠態，很快地全程享有愉悅的睡眠。」要是一個人體驗了「獨眠」較「共床」的好處之後，他一定會了解到「養生論」中所謂的「服藥千朝，不如『獨睡』一宵」的真正涵意了。

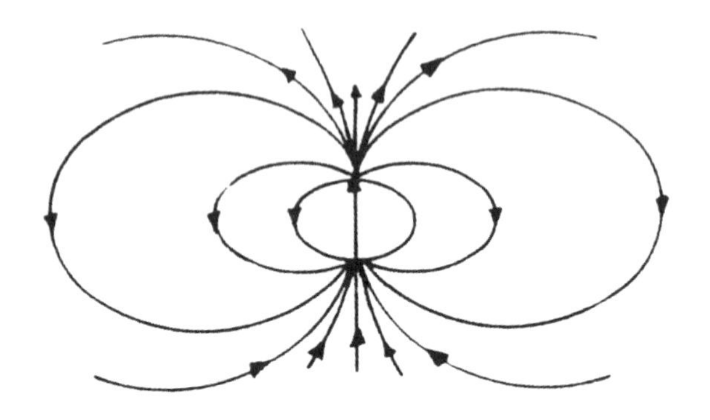

圖八之一　電雙偶極子力場（人體中線為中心）

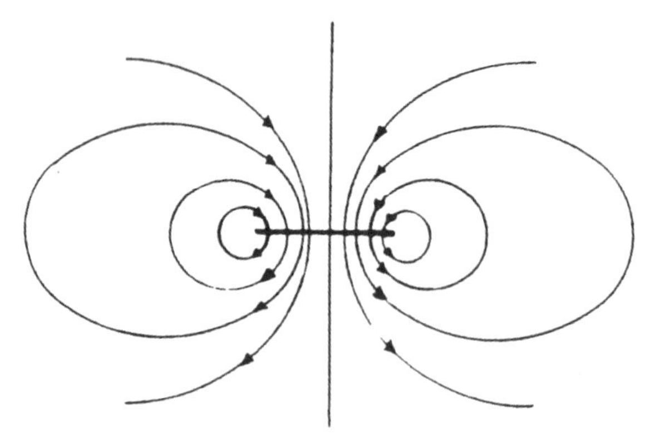

圖八之二　磁雙偶極子力場（雙人平行躺睡）

睡眠之相關科學實驗

由於人體太過精密，至今的科學仍無法一探睡眠的奧祕；直至最近，有兩項實驗陸續被用來研究睡眠的功能，人們方可對它稍作解釋。

其一：在以色列有個威滋曼研究所內的兩名醫生，一叫卡倪，一叫薩吉，他們做了下列的實驗：

將兩組人員同時在黃昏時教導他們看譜，然後在同一時間睡覺，觀察其睡眠狀態，A組人在夜裡「眼珠迅速移動期」（即所謂的「睡夢期」或快速動眼期）被喚醒了六十次。B組人員在夜裡雖也被喚醒了六十次，但「喚醒」時刻都選在「緩波期」，即眼珠無迅速移動現象時，所謂的無快速動眼期。

結果：隔夜，A組人員的看譜能力及記憶力遠差於B組人員：也就是說，B組人員經過睡夢期休養生息之後，改善並增強了白天所經歷事情的記憶。沒經過睡夢期休養的人，對白天所經歷之事很難在經過一天後可以記憶或學會該事。

其二：在美國的亞利桑大學的兩位教授，一名叫威爾遜，一名叫麥那敦，對老鼠進行了如下的實驗：

將老鼠的大腦內裝以記錄神經活動的電極系統，結果發現，在白天內當老鼠尋覓每一個新地點時，其大腦細胞內會發現各自迴異的發射電波，（即若有十個新地點，就有十組不同型態之發射波組。）而當老鼠入眠後，在其「緩波睡眠期」內，其大腦內的細胞會往返重覆著牠們在白天所探尋的相同發射波組，（如白天有十組不同波形，晚上則也會有十組不同波形），只是晚上的發射週期較白天壓縮短了許多。

其研究報告說：「相同的記憶資料必定得經過夜晚睡夢期來做多次的反覆以增強記

憶的能力，但時間縮為甚短，因為如果按照白天所經歷的實際時間多次重播，恐怕大部分時間只能用來睡覺了。」

其三：有位叫亞瑟夫的將一百多人置於隔離態生活一、二個月，結果發覺：睡眠及醒來時刻仍會同隔離前一樣規律的進行著，證明了人體有生理時鐘可影響睡眠及作息。但此時鐘通常會慢一小時，即二十五小時。部分藥物（如憂鬱症）、興奮緊張等壓力、性激素等都會影響生理時鐘進而影響到睡眠的機制。

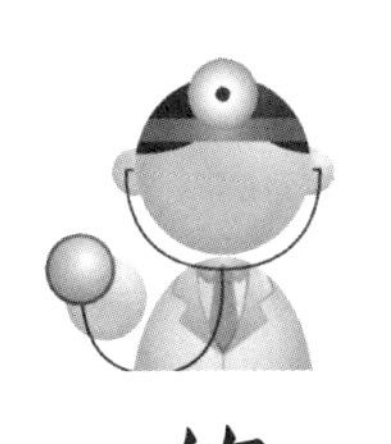

第九章　品質優良的性愛關係

前言

孔子說：「食、色、性也。」彭祖也說：「愛精養神，服食眾藥，可得長生，然不知交接之道，雖服藥無益也。男女相成猶天地相生也。天地得交會之道，故無終竟之限，人失交絕之道，故有夭折之漸。能避漸傷之事，而得陰陽之術，則不死之道也。」

天地有陰、陽，人分男、女，透過性愛，人類得以享受飄飄欲仙的極度快樂，了解生命的美妙，綿延種族，並可將此種愛昇華為對宇宙萬物之愛；而且根據統計，性暴力及性怪癖者大都出生在一管理極端嚴肅的家庭中，在其家庭內「性」是一項不可言及的禁忌話題。

本章目的希望大家都能明白陰陽之理，「庶幾無愧於天地之間。」而且減少性暴力行為之發生，使社會能更加快樂。

陰陽初分與同性戀

人類在胚胎期有二種性器官，後因染色體之差異分化成男女，其胚芽分化成睪丸、卵巢，外生殖器之凸狀物分化成陰囊或陰唇，性器雛形分化成陰莖或陰蒂。

但不管男子或女子之性器官，有百分之二會具有異性之特徵，而且在胚胎期就已在腦部規劃了其性別及性慾傾向，此性傾向並不完全同於他的性別特徵。再加上後天環境孕育的變化，也就產生了同性戀者，所以就組織及社會學看來，同性戀是身不由己，所以只要他們不傳播病毒，他們應該是可被諒解的。且透過黃體激素及女性荷爾蒙的注射，會讓他們性慾降低，甚且不喜去找同性戀伴；實驗也證明將雌兔關在一起，將部分雌兔注射男性荷爾蒙後，也有雌兔仿照公兔「後交」的姿勢加於雌兔上的仿「性行為」

發生。

由此可以證明，只要他們願意，他們可以改變自己的性傾向。畢竟活在一個以異性戀為主的社會中，壓力將使他們抑鬱終生。（本書末附錄將「同性戀」做詳細論說，請參閱）。作者也希望透過本章了解性愛後，每個人都能無怨無悔的生為人：不管是女人或者男人。

性反應曲線與性高潮

圖九為性反應曲線，當男女經由眼（視覺神經）、耳（聽覺神經）、鼻（嗅覺神經）、舌（味覺神經）、身體之摩擦、交合（中樞神經）、情意之感（腦神經），累積了所有的興奮度後，到達某

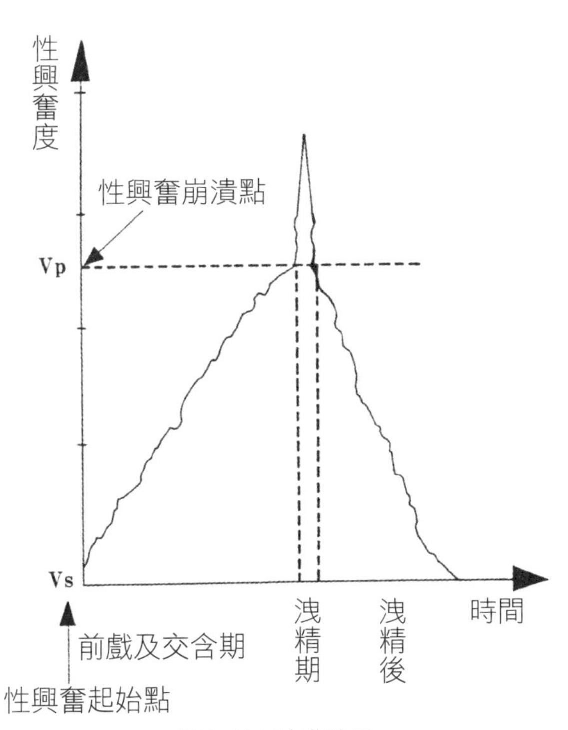

圖九 性反應曲線圖

一個興奮梯度崩潰點V_P（此點為最大興奮點，每人不同），身體就開始崩泄；此時男女血壓增高、心跳急促、骨盆充血、陰道收縮、乳尖挺硬、眼珠子停止轉動，女的從子宮頸流洩陰精（一種名為巴爾特林腺液體），男的射出精液，一種「消魂」的快感，貫穿了整個神經系統，女的甚至進入忘我境界而顫慄，或咬嚙男子，之後，全身骨酥、鬆散感、倦怠意降臨全身。

如何享受性愛的愉悅

那麼，該如何才能享受性愛的愉悅呢？

(1)使環境免受「中斷」干擾：當一件事發生時，例如火警之鈴聲響起，人腦就跟電腦一樣，會放下正在執行的事，而優先去處理這「中斷」訊息或指令。性愛過程具有連續性，如果瞬間受到中斷干擾，興奮度急驟下降，曳兵而止，豈不氣煞對方，若積久成習甚至容易得到冷感症。所以如在家中臥房，請切斷電話、手機、傳真機、門鈴等，並遣送小孩親友外出，或至旅館做愛；旅行在外，請在門房掛上「請勿干擾」之牌子。另外，對於冷感症及陽萎，或先天性陰道痙攣症等的興致中斷干擾，也該事先尋求心理或生理醫師，找出原因，對症下藥，徹底根除。

(2)慎選天時，避開禁忌日：避開「天忌」、「地忌」、「人忌」；所謂「天忌」，指日月蝕、大風、大雨日、地震、閃電、喪葬前後五日內，冬至、夏至等特殊節令；「地忌」，指避在寺廟、墓地、荒郊野外、醫院，以免邪、病氣入侵。「人忌」，指酒醉、服食迷幻藥、盛怒、憂戚恐懼、病中、另月經期內、懷孕後期也應儘量避免。

(3)知所節度，每在健強下為之：精液乃氣血凝集而成，如能像道家做到交而不洩，進而還精補腦，當然最好。即使為了享受性愛，也該知所節度，否則會導致精力衰竭，精血缺乏，免疫力下降，百病叢生。但每個人體況不同，包括「素女經」在內的交合次數也只因「歲數」制宜，殊為不當。最好利用「試誤回饋法」，找出最適宜自己的交合頻率，在男體衰時，會出現陽萎不起、流精不射、清而少或精液變臭，或在洩精後雖經一夜良好睡眠休息，仍甚感疲憊，如此則應減少交合次數。反之，定好自己的交合參考頻率（例如每週一次）後，卻發覺每次玉莖挺熱、精液濃稠，小事休息後又精力旺盛，火氣上升，則可酌予增加頻率。如果男弱女強，最好練至交而不洩一途。未婚男女，雖曰：「精滿而溢」乃人之常情，但最好能藉著運動，讀書、歌唱、創作等活動將精能加以發散，或藉著練禪將精血化為元氣，以減少「忍不住自瀆」的機會，即或偶爾發生，您唯一要做的：不必羞恥恐懼，務必知所節度。

(4)製造羅曼蒂克的氣氛：從「六識」：眼、耳、鼻、舌、（口）身、意上來增加誘因。女子究竟要妝扮性感、撫媚、抑或純潔冷傲，端視對手而定，男子則應目露柔光，臉帶笑容，男女先天上都帶有點嬰兒脾氣，需人疼惜，當男女雙方能互見對方「柔情似水」，鐵「漢」也會變為嬌「娃」；選播抒情歌曲，最好是彼此戀愛曾經一起聆聽過的歌曲，那種從耳朵聽覺輸入所喚起的甜蜜回憶，最易誘發情懷；男女皆須沐浴潔身，並選用「香」皂，女性並微噴香水（過敏者除外），以誘發嗅覺快感。保持口腔衛生，漱口將牙縫清理以除口臭（可先咬食口香糖以暫除異味），身體在沐浴洗頭後，宜修剪指甲、刮淨鬍子（若對手覺得性格則例外）、皮膚上若有傷口也應處理包紮妥當；最重要的是：你要意到、神到、氣到。

(5)慎始：一般而言，女性達到高潮的時間要較男性為晚，所以為了延長男性的時間；男子應該把起始能量點（當能量愈高，愈處於被激發態即興奮態）降至最低。也就是說：他應該事前先做好排尿、排糞（如果需要），並且先行靜坐調息，事先避免飲酒或飲料及服食迷幻藥、興奮劑，當然如能在良好睡眠後為之更佳，因此時乃處於能量與奮的最低起始點。以期使他能有最大的「能量興奮間差」（最低起始V_s點與興奮崩潰點V_p之間的興奮度能量差值）去做愛，將可延長做愛時間。

(6)選用適當之姿勢：不管何種姿勢都是依「素女經」上的各種姿勢所衍化，詳見拙著《愛，要身體力行》，有正仰臥、正彎臥、側臥、背躺臥、背蹲臥、蹲坐、或男上女下、或女下男上，或面朝足或面朝面，或跪或臥於床鋪，或立於床沿，不一而足，可因人適選。男強女弱宜採操控權在女的，女上位，女強男弱宜採操控權在男的，男上位，（可依男興奮度自行調整深度，衝刺力量或暫時中斷等措施，以延長崩潰點之到臨），陰戶生的較高者者採正仰臥、陰戶較下者宜採背臥，玉莖較短小者宜採用所謂「龜騰」或「鳳翔」，即女正仰臥，女子自行屈膝或由男推屈其膝至胸，最好並以枕頭墊高女子臀部，男子或蹲坐或跪臥於床上或站立於床沿，則可深入子宮頸以補其短；另男下女上之「兔吭毫」及「魚接鱗」也適用陰莖短小者。因受重力關係，此時子宮頸下垂會減低二者距離，惟因操控權在女，並不適用於男早洩者，且在懷孕後期也當避免，以免傷及胎兒。

如非以上諸因，基於新鮮感常帶給人們更美麗的回憶，建議讀者不妨嘗試變化採行各種不同的姿勢，將可因不同程度的接觸面，而獲得不同程度的快感，而且如果在臨近性崩潰點前要求變換姿勢，由於「急去其鄉」（男莖離開陰道）之中斷暫停效果，所引至的興奮度暫時滑落，將可免於立即達到「崩潰點」的「狼狽」局面，當有助於挽回早洩男人的自尊。

(7)利用尖點理論，在前戲時挑逗尖窪點：在物理學上有所謂的肌膚效應，即在彎曲尖點處最容易累積電荷，也就是說：在身體的尖窪處（窪處從另一面觀之，即為尖處）累積了最多的細胞電荷，此是身上最敏感之點，最易因挑逗而興奮（一般挑逗時的興奮度與力道及接觸面之大小成反比，所以最好選用「輕輕的」、「點」接觸方式，此時由於尖點獨享所有愛意所引起之脈衝物理效應，及「深深被愛憐感」所引起的心理效應，常會引起男女莫大的愉悅）。

也就是在交合前，當六識俱臨，開始前戲，或以手掌、手指尖端愛撫，或以男女舌尖舔、吮對方之所有性感尖點，包括舌尖（接吻）、乳頭、耳垂、頸部、肚臍、手腳指趾尖及窪陷處、會陰穴，尤其是平常曝露最少，位於最前線的最性感靈點：龜頭與陰蒂，無潔癖者不妨採舔舐或舔吸（因人而異），有潔癖者以手指或手掌輕輕愛撫對手，（須注意手掌、指甲、舌頭之清潔），如果針對這些重點外，還能將舔、愛撫的動作擴及全身，對方將會產生一種「被讀」的成就感，而且每人或多或少有一點戀父或戀母情節，由此引起的類似嬰兒的快樂回憶，常可帶給人們難忘的愉悅回憶。

當然，在姿勢方面，男女應配合選擇適當姿勢，以使在交合時，男性玉莖可以衝刺至女性另一最敏感之尖點：腟底，即子宮頸點。

(8)採用九淺一深術：所謂九淺一深，即在交合時採用九次淺入，然後一次深入之方式。此乃因為：性興奮度與衝量對時間的變化率成正比。當「九淺」所造成的衝量環境被急遽的「一深」所變化時，身體被長久期待，瞬間填滿的脈衝效應激發至最高興奮度，如果能夠再配合以緩緩插入，急速抽出之抽送動作更易造成大的衝量變化而享至最大的愉悅度；注意，一定要動（除非男子容易早洩），唯有「變動之量」才能產生愉悅，「光隱其窩」是不會誘生愉悅感的。

(9) 分清楚潤滑液與男女精液之別，以期使同步而洩：當男性被挑逗至某一興奮點，男性會從玉莖分泌出一潤滑劑，其色較輕，其質較不黏稠，而當玉莖插入，陰戶周圍之血管會擴張，小陰唇二端便被扯向陰道，同時把陰蒂包皮下拉，陰蒂會勃起，露出包皮：玉莖抽出，陰唇歸位，包皮又覆蓋陰蒂，由於這種摩擦作用所生之快感將可令陰道壁徐徐地透滲出一滴滴清亮的液體，此種液體最主要同於男性的潤滑液，在潤滑陰道避免因太過乾澀而摩擦受傷，一個男人並不會因為潤滑液的分泌而遺失精元，女性亦復如此，此時並不代表男女已洩精。當男女累積興奮度到達崩潰點時，女的乳尖挺硬，眼珠暫停轉動，有的會挺身抱人（意欲深入）、咬人、出聲，此時玉莖激射出一股濃稠液體即陽精，女子則從子宮頸急洩出陰精。

很遺憾的是，「有的女子終其一生並不知自己會丟精，不能夠享受高潮的極端快樂。」夫妻本是同林鳥，「百年修得共枕眠」，當你選定另一半後，每一個人都有權利跟責任去結合性與愛，沒有愛就不能享有性的快樂，也惟有透過性方能將愛加以詮釋的淋漓盡致，惟有透過心靈與肉體的交流，才能分享彼此的喜悅，「（當達頂點時，陰莖會因反射作用而內吸女子體液，女子亦由子宮頸流入男子體液），才是真正的尊重、關懷、擁有對方，性靈的完全結合才能令配偶終其一生無怨無悔。」

(10) 臨界崩潰點時的動作選擇：男女同時洩精當然最美，惟若一方已近崩潰，他方未達，此時若一方只顧自己，一丟後鳴鼓收兵，倒頭便睡，留下一些殘除興奮張量給對方，那便失了五常：「仁」、「義」、「禮」、「智」、「信」了，久之就會形成「怨偶」，不可不慎。

假設現在男方已達山門潰點欲洩，而女方尚未有「五徵」、「五欲」、「十動」（見《愛，要身體力行》），此時男的可採行下列數種措施：一為「急去其鄉」，你可藉著變換姿勢的理由抽離玉莖，此時由性反應曲線得知，因中斷而引起性興奮點急速下降，當一兩分鐘後再度插入時，此時又是一個新的起始點，男子有足夠的「興奮度間差」去運籌，而女子的興奮能階也不會突降許多（女子的變化較緩慢）。

如果發覺男興奮點已急遽升高，但仍未達逼崩潰點，可些許抽出陰莖，使呈小兒含乳般的「淺含」狀態後暫維持不動，如此可縮小陰道內部收縮按摩玉莖的接觸面而降低興奮度，而不動又可使興奮點暫停在原點，此時可眼掃四方（將視聽焦點從女體移散，可分散興奮能量），閉氣、提肛、行使根點呼吸，將精氣內服，真受不了，只好「急去其鄉」，抽離女體了。

此時男的也可以手重按會陰穴（屁股眼與陰囊中間凹陷處），或要求女子以指按，那麼激射而出的精液會逆流進入膀胱，（古人有採行此種避孕法者），此時男子會有一種「空包彈」之感，然後再藉由禪坐或禪臥約三十分鐘後內化此種精元，再行交合。如果對方也臨近高潮，男女可貼身摟抱，表達愛意，俟女流洩陰精，一股熱浪侵襲龜頭時，男子方洩；但因女子性反應較慢，退潮也較慢，此時即使男子「興致頓失」，也不可倉促抽離陰道，以免女子「頓失所依」，留下「悵然若失」的些許遺憾，玉莖須留在陰道內數分鐘後方才離開才是圓滿之道，因為女子的高潮期較男人為長。

如果在「試誤」的過程中，發覺女子是屬於一種「掠水式」的高潮，即高潮的尖峰都不是很高，但卻可在一次交合內享有數次以上的高潮，即一波瞬間興起而止，後另一波又起，男子可俟其在最後一次巔峰期方洩。

當然若是長期伴侶，而女性需求較殷，男子常感疲累的話，不妨使交洩次數少於交合次數，有時可選擇交而不洩，當女性流洩陰精時，閉氣、提肛、做根點呼吸，吸入女性精元後，俟女退潮再離開玉體，由於交而不洩，因此精元並未流失，自然不會因女性之過度需索而精枯疲憊，以免另一種型態之怨偶形成。

如何防止早洩？

男女交合，除非有一方體力不濟，否則若能在同一時刻洩精，同享飄飄欲仙之樂，當為上上之策。但若有強弱之別，導致一方較早丟洩，另一方留下殘存張量，導致脾氣暴躁，陰陽失調，很易形成怨偶。通常早洩乃指男子而言，因為男子的性興奮幾乎全集中在龜頭上，只要受到按摩、挑逗，就會使性興奮度扶搖直上到達崩潰點，從男性自瀆較女性易達到崩潰點即可明證。

即使女性先行達到崩潰點而不欲交合，她亦可藉由幫男子按摩或吸吮玉莖的方法以使男性達到高潮，而女性則不然，故早洩通常指男性而言，那麼又該如何防止男子早洩呢？

(1)慎始：如前述，男子須睡眠充足，讓各細胞的電子都處於最穩定之起始穩定基態，先上化粧室排尿（糞），以解除膀胱及肛門壓力。

(2)減少女對男之調戲行為及時間，增加男調戲女之行為及時間：女子在前戲時間，應以挑逗男子至玉莖挺起並足以插入即可停止，尤其應儘量避免以手吸吮或揉按龜頭，（有些男子常因此未交而洩），相對的男子即使玉莖已挺，仍應儘量的再繼續挑逗女子，尤其要針對女子兩處外露之最興奮點：乳頭及陰蒂，加以輕撫或吮舔，力度愈輕愈佳，（很多女子光是以吮舔陰蒂，即可使之達性高潮），俟其分泌出滑潤液方才挺入，此可由陰道潤滑，有液體流溢至會陰而看出徵候。對女性冷感者，亦可以雙手輕輕撫掠女子大腿內側，或以中指輕輕擦摩會陰穴亦有速效。

(3)帶多層保險套：由於多層保險套包裹住玉莖，經由陰道按摩所產生的性壓力，途經由多層套膜得以獲得適當的減弱，自可減慢性興奮度上升的速率而展延交合時間。

(4)採操控權在男之姿勢：即應避免男下女上之姿勢，因此時主操控權在女，而男子又不若女子有五徵、五欲及十動，可以供女子觀察以判斷男子是否已近高潮，所以宜採男在上或在後之姿勢，尤其對於男子陰莖較短者，最好採用前節所述之「龜騰」或「鳳翔」姿勢，由於臀部墊高、兩腿屈彎，陰道不易在交合時展伸，相對的，子宮頸的距離就減少了，很容易接觸至子宮頸，是一種操控權在男的最刺激體位，可加快女子高潮的來臨。

如此男子可以藉由調整深入度、衝量及速率以控制興奮度，並藉由暫時停止不動、中斷、變換姿勢而延伸交合時間，或如洞玄子所述，在臨近性崩潰點時，「陽鋒深淺如孩兒含乳，即閉目、內想、舌抵下顎、踞脊（曲背）、引頭（抬頭）、張鼻（鼻孔張舒）、歙肩（將肩膀放鬆）、閉口、吸氣，精便自上，節限多少，莫不由人。」便能隨意控制洩精量之多寡。

(5)交合動作注意「漸近」原則：如前述，如果讓玉莖一下子就深入陰道，或一下子就急速抽動，男女都會因此種「突變」效應，而導致興奮度一下子急遽上升，由於男子興奮焦點集中在龜頭，可能會使男子一交而洩。

所以在剛開始交合時，應緩慢進入，如小兒含乳般，然後再緩慢向前一寸一寸的推進，當完全沒入後，緩慢抽動，讓陰莖開始調適一些時間後，才以「九淺一深」之術開始衝刺。在剛開始時，避免「突變」，採「平穩緩進」的原則，對早洩的人是相當重要的守則。

(6)女子應避免膣收縮動作：經由縮肛動作，女性可以藉由「按摩」男根的動作而讓男子享受相當的性愉悅，也是造成男子「禁不住而丟」的原因之一；有些女子藉由練習可以增加此種「膣收縮力」，（有一種陰道因痙攣而閉鎖乃為病態），另外在千人中約有一人擁有能自動收縮的陰道，日人稱曰「名器」。

通常一般女子都可在交合過程中以意念收縮陰道，對於對手為早洩之男子則應該避免，以免他「一縮而丟」，對於那種擁有名器的女子，男子就只能儘量打開其兩腿，以擴展其陰道寬度以降低收縮張力來降低愉悅度了。當然，平常要依後述方法加以強精固本，方為上策。

(7)女子應避免淫聲浪語：女子的五徵、五欲、十動都是情不自禁的「反射動作」，男子觀後很易加深興奮度，但至少女子可以閉口，忍住不要發出淫聲浪語而激發了男性，（否則早洩男子只好戴耳塞了）；同理，男子可將眼微閉，以避免女子婀娜體態或銷魂神態所「色誘」而提早「一洩如注」。當然女子可以在陰精宣洩時發聲，此時男子也可打開眼、耳，儘情享受視覺、聽覺之刺激。

(8)臨界崩潰點時的動作選擇：同前節(10)所述，不再重覆。

(9)對精力旺盛者，可於當天先行自瀆一次，再行交合，以逐漸建立信心：精力旺盛與精元固守並不劃上等號，對於那些精力旺盛但又容易早洩男子，不妨在數小時前（因人而異，可由經驗法則加以修改）先行自摸，如此當與女子交合時，事實上已是當天的「第二次」，由於敏感度降低，自然可延伸做愛時間，等逐漸對自己建立信心後，才加以修正此種「權宜」措施。

(10)陰陽相對又相合，如果是男強女弱，男子較女子不易洩精，則依上述法則，反其道而行。唯一建議一點：姿勢宜採行男下女上蹲坐之「魚接鱗」方式，出入勿深，女子動作宜快，充分「按摩」玉莖頂部，當可迅速紓解男人之性壓力。

如果男子需索次數過多，女子不堪負荷，採用此法時勿讓男子深入，可免女子陰精流洩次數太多。或在交合前，儘量按摩或吸吮男子玉莖頂部，讓其在前戲期間已驟升近性崩潰點再行交合。

強精補腎之道

如何強精補腎，首要在於平常能以物理法加強，茲介紹如下：

(1) 採用根點呼吸法：如前面呼吸章節所述，男子從玉莖、女子從陰戶慢慢吸入空氣，此時應採吸縮吐脹（腹部）之深呼吸法，以吸取大地精華。

(2) 練習提肛及收縮尿道括約肌及陰道括約肌（女），以增強性力：最好在每次做深呼吸時，類似像「忍便」般做提肛的動作，可以增進肌門提肛群之肌肉；另男子可像「忍尿」般將陰莖在吸氣時內縮吐氣時外吐，而女子則練習收縮尿道括約肌（陰道口裡邊）及陰道括約肌（陰道口兩邊），每天收縮這些肌肉群三十次以上，一個月後自可見功效。

(3)墊立撒尿法：此法類似古代女子之纏足，因須用到大腿內部肌肉，如同提肛法般，可以強腎。撒尿時，男子宜腳尖直立，只以尖點著力，咬緊牙床，女性採蹲姿，以雙腳尖端支撐整個身體重量；一年後，必定精氣過人。

(4)禪視法：選擇一安靜場所坐下後，放鬆身體，使其進入「定」、「靜」、「安」的境界，然後閉上眼睛，內視腹部丹田穴（沿肚臍垂直而下至端恥骨之劃分為五等分，每等分是約一寸，在一寸處為下丹田穴，在一點五寸尚有氣海穴、三寸有石門穴、三寸有關元穴、四寸有中極穴、五寸有曲骨穴，亦可內凝視此處任一穴點），亦即將意念集中於該處，常常集「氣」結果，會使人性力增強。當然在禪坐或禪臥時，觀想點選擇在「下丹田穴」，亦可達強精效果。

(5)意守或按摩帶脈：在腰圍圓「帶」圍起之四周有帶脈，常常加以按摩或以意守，皆可使腎功能強盛，兼治女子「白帶」之功，古人將之名為「帶」脈，良有以也。即在禪坐或靜坐下，以意念導引氣繞行腰圍，每天繞行三百圈以上，可以強腎。

(6)做呼拉圈動作：呼拉圈運動不僅可減小腰圍，亦可強腎，其理同上，深值推廣。

(7)展延、摩擦、敲打法：所謂展延法，乃利用所有物質由慣性作用都具展延性之道理將玉莖加以延長。非洲部落常可見到將耳下垂部鑽洞、掛以重重之飾物者，當其耳垂受重力長期延伸結果，可伸長數十公分。

同理，男性可利用洗澡或休息時，先以陰莖吸入氣後，左手握住陰囊，右手握住玉莖，在吐氣時，將玉莖用力向前拉長，以使它在經年累月之訓練後得以增長，每天所做次數愈多愈好。所謂摩擦及敲打，是指對大腿兩側內部肌肉加以摩擦或敲打，可治冷感；另外男子亦可將玉莖提起，以手拿捏玉莖根部，對著下腹反覆敲打，可以強壯玉莖之肌肉。

由於食療法所造成的強精效果只有短效性，筆者不擬加以推廣，何況「為補而殺生」，一向為筆者所禁絕，唯一值得推荐的，在半天前服食雞蛋或飲用咖啡（加鹽禁糖）往往有奇效。

總之，性與愛必須結合在一起，方為天地間至美之事。由於性愛必須結合，筆者曾因研究關係做過訪問統計：一案例是當問及某位婦女，在何種情境下體會到高潮經驗？對方自然的答道，在做愛過程中，若能深刻感受到對方對自己的柔情蜜意、憐惜的眼神，就會達到高潮，即使是前戲時間短，甚至沒有挑逗的情況下。所以兩性在沒有深愛的前題下，只是機動式的感官接觸，是談不上高品質的性愛的。

另一案例是，該名婦女若願意與男子有性行為發生，多半是希望藉此來確認對方對自己疼愛的程度，若經確定，會有歡愉感，進而達到高潮，而男性達至性高潮反應，事實上，與女性並無二致，由此可更加肯定，靈肉合一的男女交媾，是世間最完美的事。

如讀者有興趣研讀更系統性的性愛學說，請參見拙著：《愛，要身體力行——圓滿性愛學習手冊》一書。

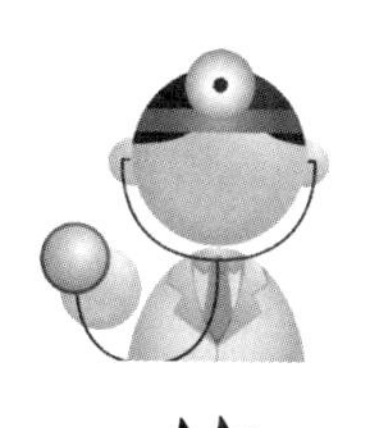

第十章　養生也要養心

前言

心理，其實指的是人腦中的意念，它所代表的「指令」控制了整個人的運作，故「心之為用大矣哉！」為期使每個人都能無怨無悔的走完生命，筆者在感恩天地造化之餘，期盼能將自己所擁有的相關見解與讀者分享，並希望此種拋磚引玉的工作能激起迴響，讓更多的人投入心力，讓這世界因為每一個人的存在而更加美好！

做人

做人，好偉大！每個人身上有三百億個細胞，每個細胞都有如一部電腦，它可接收人腦中心所發出之指令加以分析、協調、執行得完美無缺。就拿斷骨癒合的過程來說吧，生命在生長過程中已將細胞分為血液細胞、皮膚細胞及骨細胞。當骨細胞接收「癒合指令」後，「骨母細胞」及「聯結細胞」自會大量出動去填補斷骨所造成之空隙，由於量過多，會先形成骨痂，接著「破骨細胞」自會出動去吞食多餘的骨痂部分，而不會殺害其餘之細胞，使斷骨完好如初。

又如人的關節是那麼的優異，有什麼樣的機械手臂足堪比擬？每個人的「造價」實以億萬計，也難怪說：「千年修為方得人身」。人，應該珍惜生命，愛惜自己、尊重他人。

當我們以生命為傲的同時，是否該對生命的傳承者：「父母」，克盡「孝」道？對於保護、協助我們不受外力欺凌的國家、社團、長官、朋友，是否該盡「忠」職託？擴而言之，對於孕育我們長大的大自然：地球，我們是否該「忠」愛疼惜、盡力保護？微觀言之，萬物內之原子皆是動的，都有生命，皆是天地的傑作，我們是否該心存「仁愛」，不妄殺生，厚心以待？且人言謂之信，既以「人」格為傲，就該惜言，以「信」為尊，一諾千金。關公「義」薄雲天，感動神祇，民間以「神」格祭奉。

若要提升「人」格，唯「義」一途：當心「平」氣「和」時，人體炁（氣）機發動，與天地諧振共鳴，可拓展潛能，藉信念與神溝通、解災化厄。聖哲先賢的「八德」思想：忠孝仁愛信義和平，無一不暗含哲理，要成就一「可愛」之人，首重「八德」。

宇宙萬物，永遠傾向力場、能量的平衡點，唯有達力與能場的平衡點，此種狀態才會穩定；每個人的先天基因、後天環境、知識涵養都不相同，造就了每個不同的人，惟其不同，更顯現每個人「存在」的價值，而他也就以不同的思想，在他所處的環境之下，選擇做出他所認為最佳的平衡點之行為方式，所以人們很容易原諒自己，因為他了解自己是在什麼環境下做出了該抉擇，而相對的，人們卻不容易輕諒他人，因他未去設想易地而處的情況。

當我們看見幼兒時，人們往往會顯得相當興奮，因為在他們臉上有著我們曾經擁有又似乎已失落的「稚子之心」所孕育出來的天真無邪的笑容，如果一個人，能做到「恕」道：恕人如恕己，那麼在他的臉上會常佈著彌勒佛般的微笑，面對這樣的「恕」笑，誰還會殘暴以待？相由心生，如果你希望擁有祂的微笑，務須永保恕心：嚴以律己、寬以待人。

有位台大教授說得好：「我糊塗是因為我糊塗是糊塗，你糊塗是因為你不糊塗是糊塗，他糊塗是因為他不知糊塗是糊塗。」做人，自己錯了，說聲：「對不起，是我糊塗。」他人錯了，接受他人歉意、寬諒他，說聲：「不是你糊塗，即使智者千慮，也有一失，但願知錯能改，善莫大焉。」而且勿在背後論人是非，偶有聽聞，應曉以：「他可能不知此行為乃糊塗之舉方做了此事，請包容！」而中止談論。

什麼是糊塗事：舉凡違犯法紀、八德者皆是。八德乃天地得以圓滿運行之準則，而法紀則賴之以維持人類共同生命體：社會之結構。即使是電腦也能在自行偵錯後，由人類下達新指令加以修正，做為人，要是不能在自己成為別人偵錯對象後，修正自己的行為偏差，那真枉生為人了！

推而廣之，要是我們在對別人說話的語氣音調上，能由「理直氣壯」轉化為「理直氣婉」，以委婉迂迴、輕聲細語的方法去鋪陳事理，是否會更具說服力且易獲得他人接受並尊重？在能力的展現上，即使有時我們該毛遂自薦，以尋伯樂，但那絕不是說我們該恃才傲物，以已為尊。通常具有才華者常易遭忌，因他人易萌生不平之鳴，致常生掣肘，引生橫禍，故應鋒芒內斂，更不可持鋒傷人，才華須佐以謙虛禮節才能出眾，否則它只會成為人生的絆腳石。

做人，要順天道而行。宇宙依循平穩的軌道運行，任何物體，包括人類當面臨環境、狀態或力量的改變時，都會由於以往的慣力、慣性而引發一抗力，而該抗力的大小又隨著環境變化量的大小，及時間的長短而定。由公式言之，即「抗力的大小隨著環境變化量對時間的變化率成正比。」人，也由物質所生化，內部結構也依循這樣的物理原則運轉，所以除了在生活上我們要待「平穩安詳」（Smooth and easy）之心外，大自國家體制的變更、法律的制定及更改，小至我們對人的愛憎及獎賞處罰等，也都該依循此原則，不管對人、對事，應避免「突變」行為的發生，例如，不要「愛之欲其生，惡之欲其死」，朋友、情侶即使因緣未合不能共度此生，也該給對方一個調適緩衝期，讓時間去說「不」，如此方能避免憾事，圓滿生存於天地之間。

王安石變法、康有維的維新之所以失敗，在於迅速的變革引起舊有體制下既得利益者的反對及出賣，今之戈巴契夫也曾說：「我這一輩子最大的遺憾就是太迅速的瓦解了蘇聯體制，否則一定會更成功。」

海峽兩岸環境差距不啻天淵之別，歷史的殷鑑不遠，我深信中國人的智慧，在天道朝穩定運行的準則發展下，時間將會縮小兩岸的政治、經濟差距，那時不管是分，是合，「抗力」絕對會是最小，也自然水到渠成，萬世留芳了，如何讓後代子孫尊為偉人，就在兩岸的政治領袖一念之間了。

法紀，是小法；天理，是大法：大法優於小法，什麼是天理大法？仁愛之心而已，舉凡八德、恕道，莫不由此衍生，要長壽圓滿生存於天地之間，首要在順天而行，不要逆天而轉，要有神祇之心、仁愛之心、普愛萬物，愛自己也愛他人：愛國家，也愛宇宙。

且讓我們共同期待，在每人的愛心下，宇宙中的每個人明天都會更好，每件事物明天都會更加美麗。朋友！且讓我們一同禱念吧！

做事

有個中學生，當老師宣布「大掃除」的活動後悄悄的溜走，他的導師發現後，對他說：「一個有用的人就是：會做的事情去做好它，不會做的事情嘗試去做好它：如果諸如『大掃除』這類簡單的事你都逃避不去做好它，請問你還有何用？」

那麼又該如何去做好一件事呢？

(1)預估成本效益、成敗得失：人的處事態度分好幾種：上焉者以原力，第六感預知成敗，再者以邏輯法則預知成敗，其次以歷史之經驗法則預知成敗，次之者由他人失敗的經驗中獲取教訓，再次者須由自己失敗中方能獲取教訓，最下焉者，自己碰得頭破血流還橫衝直撞。做事之先，須先預估成本效益、成敗得失，經一番評估後方決定是否投入。此種先期程序對於一些苦無資本之青年創業者尤其有效，筆者同學多人曾於畢業留學後，親撰各種「投資企畫書」，送給美國矽谷的一些廠商老闆，由於規劃詳盡多能打動他們的心而委以重任，投資該計畫，終獲有成。

(2) 繪製工作流程圖，依步驟執行：如前述，流程圖的特點在於當它一開始後，某種決定行動一定伴隨某個結果，依此結果一定會對某種判斷產生一個「是」或「否」的結論，再依此結論繼續推展，直至目標工作完成為止。且可依最短流程執行可縮短工時，及事先發現所必將面臨的困難、障礙，期能預先調適心理、堅強信力，並規畫出一套步驟以解決困難，此即以邏輯法則預知成敗。

(3) 強化信念：有關信念的魔力，在前章中已多次述及，強化信念除可增強工作活力外，且往往形成了與神祇溝通的管道，而導致奇蹟的出現。不管您是否相信它的靈驗度，但，試一下又何妨？

(4) 利用週期曲線圖辨事：當一個學生繪製任何實驗圖表時，老師一定會對他說：

「任何二個點絕不可以直淺以直線連結它，因為任何響應都是連續的，都是平穩的、漸近的，故應以平滑曲線去連接任二點。」物理學上最常見的分佈曲線是所謂的「高斯分布曲線」：由波谷慢慢升起到達高峯後又逐漸緩慢下降，每個人的體能、生理、心理都呈現特定的曲線、週期性。故如能繪製體溫曲線圖，在體溫尖峰日內（排卵期）避免行房是我們已知的避孕法。繪製股票的各種圖表，有助於我們投資股票，成績分佈曲線圖也可讓我們了解考試題目是否合理，古云：「大難不死，必有後福。」因為運勢已由波底轉出往「爬升」態進行；又曰：「福不可享盡。」因為運勢至最高點後，必因週期性而下降。如果可能，繪製各種圖表，曲線可幫助我們決定在何時採行何種步驟，至少我們應繪製自己的生理、心理、體能週期曲線圖，以選擇在最佳的體能、生理、心理狀況下辦事，尤其是面對排除障礙、困難時。對於事業上競爭的對手，也千萬勿攖其鋒，可擇其弱態時節出擊以打敗之。又例如按人體生理時鐘理論，於寅時肺經（早上三點）練功，或每月十一至十三日為生理機能旺盛期行事，病時切忌交合，都是利用人體週期之對策。

(5)尊敬對手：如果在工作或事業上有競爭的對手，務必要尊敬你的對手。要曉得，他之所以能成為你的對手，必有傑出處，也唯有尊敬他，不輕忽鄙視他，才能真正發覺對方的優缺點，從而針對自己之優點，對方之缺點設計一套文宣、策略及流程來打敗對方，獲取勝利。

(6)勿採取突變行為、平穩消弭突變事端：前曾述及，突變易引致原架構體之劇烈抗力而導致失敗，故不管計畫或行為上，均應避免突變行為之發生；而當突變事端臨身時，除非涉及生命財產之安危，否則也應暫緩採取反應，常言說得好：「事緩則圓」、「怒勿置筆」、「時間是最好的療劑」，「抗力」會隨著時間的進行而漸次減弱，我們也可以在心平氣和下思謀出最佳對策。惟民意如水流，故在選舉時對於事端則應即速處理。

(7)研習新知、技能並以科學方法辦事：如今是知識爆發時代，在腦力激盪、團隊合作下，知識領域一日千里，人們需抱持終生學習的理念，隨時看報章雜誌、上網搜尋新知、研習進修並與同業交換資訊，以期能有最高效率的工作行為。

(8)忠於職託：對於上級、親友、客戶付與的職掌、委託，應該盡忠，鞠躬盡瘁，以求不負所託。不可如牆頭草，風吹兩面倒，更不可臨陣畏縮、叛變或瀆職，方能獲得賞識而被重視。

(9)凡事抱持盡其在我的心態：謀事在人，成事在天。一株花木即使每天加以澆水、施肥也不見得會花開旺盛，因為還有天災蟲禍等。每一個人在出生之時，父母的基因染色體已大致決定了他的才智方向、能力大小，除非基因突變或隱性遺傳，一對笨父母絕生不出聰明小孩，一對父母若沒有繪圖的天分，給他兒子一輩子的時間也絕繪不出一張「蒙娜麗莎的微笑」。

筆者深受古訓「人一能之己百之，十能之己千之」及「勤能補拙」的薰冶，以為只要做天下最努力的人就可以作天下最聰明的人，並獲取最好的成績，可惜我不但未能像同班後一名的同學般考上大學狀元，就連我大學同班的女友也因我「自慚形穢」，比不上她的天分而與之分手，雖然我這輩子永遠繪不好一張美麗的圖案，但是我永遠感恩上蒼所賦予的一切。「人生，也唯有在殘缺中去求取美好，才更凸顯生命的意義，生命的價值就在於它奮鬥的過程。」如果一個人吃下一顆「仙丹」後，可以過一輩子；一眨眼可用光束作星際旅遊，那麼他還願待在地球上玩「生之程式」嗎？

所以，朋友們！「對於自己、後代、親友的要求不應是「做得比別人好」，而是「盡力做好」（Do Your Best），只要一個人盡力而為，不管成果如何，那是因為天時、地利、人和、業障、命運綜合而得的結果，但他本人理應該獲得獎勵而非「以成敗論英雄」。也唯有秉持著這種凡事「盡其在我，委之天命」的認知態度，才能使人樂天知命，奮發進取，為生命譜下美麗的樂章。

用人與跟人

在創業的過程中除非家有恆產，否則我們免不了要被聘、雇，我們一生中都有成為「下屬」的機會，那麼應如何「跟人」才會獲得擢升呢？

(1)成為「能用」、「可用」之人：如果你想在公家機關任職，就必須通過諸如高考、特考、普考或檢定等資格考試，趁著年輕記憶力、理解力最強之大學或研究所就讀時期，就開始準備考試，以早日獲得資格，讓別人「能」合法的用你；並在進入後，就其專業領域所需之知識、技能加以研習，使能有傑出表現，讓長官「可」以用你。如果應聘至私人機構任職，一個良好的學歷，若再加上職訓機構研訓之資歷，足矣。

(2)讓長官「願意用」你：當你進入後，由於同事間「可用」、「能用」之人甚多，所以要逐步擢升，有賴長官「願意用」你，才能一帆風順、逐步擢升，那麼該如何做呢？

①全心全意的信賴他、擁護他，常在他身側獻策籌劃，但如經長官做成決策，即使與你意見向左，也應鞠躬盡瘁，奉行到底。

②在執行政策時，適時適度表現才華而不居功。

③如果執行政策引生不良成效時，勿推諉卸責。必要時，與長官劃清界線，一身挑起責任，盡量避免牽連長官。將來，必會得到長官之青睞。

④知分寸，知所不該言，知所不該為：當長官把你列入「內圍」人士後，也許你會見到一些游離於法律邊緣的情、事發生，那時正是長官考驗你的「忠貞」成分之時，要記得「有耳無嘴」，知所不該言，知所不該做。

⑤常在長官身邊出現，即使是公餘閒暇時，讓他心裡有個你。

有那麼一天你高升了，你也會有下屬，那麼究應如何用人呢？

①用人以才：不要專用些無才而只會奉承阿諛之人。

②兼顧德操：一個能力強但操守不佳的人，其對社會的傷害遠大於能力小而操守佳之人。

③驗其忠貞：要提拔他之前，設局驗其忠貞強度。

④授權於下：當長官主要是做決策，萬不可萬事攬於一身，須逐級授權，方可事半功倍。

⑤賞罰分明：有權必有責，有功則賞，有錯則先私下告知，再犯則罰，如此方易為部下所愛戴。

⑥身挑成敗之責，爭取下屬權益。

⑦多與下屬溝通，並關懷其生活，下屬必能深感知遇之恩而努力。

⑧博採眾議，決斷實施：在政策未形成前，要求下屬養成諸案並陳並列，比較其優缺點後，經由會議吸收眾人智慧後，斷下決策，付之實施並加以追踪進度，定期查核，

獎勵及處罰相關人員。對於重大計畫，尤應要求下屬呈送計畫，諸如目的、工作項目、進行步驟與方法、參與人力、經費需求、場地空間、效益預估以及工作進度階梯圖，以做決策參考，但三個臭皮匠並不就等於一個諸葛亮，在平常最好有親信之智囊團提供意見，但在下決定之時並不全然要採「多數決」，靠的是你睿智的判斷，因負成敗之責的也是你，所以就應不停的充實自我，切忌議而不決，決而不行，或賞罰不明，導致威信全失，下屬分崩離析，一盤散沙，最後會變成「等因奉此」，下屬混混沌沌過日子了。

交友

有這麼一首歌：「當你倦怠、感覺渺茫、眼裡閃著淚光時，我將躺下，將自己的身軀彎拱成一座大橋，以助你越過困境之海。」也有這麼一說：「人生得一知己，死而無憾。」朋友！多少可歌可泣的事情為你孕育而生，多少羅曼蒂克的故事永留青史，人生也因為你的存在而更加豐盛美麗。

如何去交友，這是一個重要的課題，筆者謹提供一些淺見供你參考，且先談同性交友：

(1)找志同道合者：先天基因及後天薰冶決定了一個人的性向志趣，你必須依循自己的「感覺」，在人海中找出志同道合者，有句話說得好：「臭」味相投。每個人的內涵都會由你身上的各種感測發出一個綜評：相斥或相吸，那是因為你們的「力場」與對方之「力場」相互作用的結果。所以不要找尋志不同道不合者為伍，更千萬不要「勉強」自己，與自己感覺不好、不喜歡的人做朋友，「跟著感覺走」絕對沒錯；如果有那麼一天，你能找到一個朋友：心有靈犀一點通。一舉手一投足，不用言語，相視而笑，那真是多美妙之事！

(2)察其言語、觀其舉止：雖然感覺通常是對的，但人有時會將自己特性收藏而使你誤判，故在深交之前，一定要由他的「產品輸出」特質來判定他的內涵，而人的「輸出產品」就是言語、舉止。一言一行甚至一舉手一投足間都會散發出他的特質，靜心觀察，你將不會交上「損友」而遺憾終身。

(3)視其眼眸：眼睛號稱靈魂之窗，最好的化妝師也沒法將眼神化妝隱藏，人們為保護自己，常常會將眼神深藏，但卻往往流露於不知不覺間，當你交上一朋友後，不妨無意間給他一個驚嚇、打擊，那時在他回應的瞬間「攝」入他的眼眸，是目露凶光呢？或和煦如春呢？是目滯呢？或目閃精芒呢？就從他那瞬間的眼眸，你已抓取了他的特質而可決定自己的取捨。

(4)審度其忠義特質：忠義特質通常為後天所培育，也只有在危難中才能顯現。對一個你欣賞的朋友，不妨設計一個「善意的謊言」或「善意的謊局」而誘其入局，看其如何回待你，以測其忠義度後，再決定是否深交或疏離。

那麼又如何審交異性朋友呢？除了以上準則外，對於此，有「四風」對「四才」之說，即男選女，看「四風」；女選男，看「四才」。

所謂四風者，乃：

(1)風韻：體態韻味是否婀娜多姿、豐滿或骨感。

(2)風流：指的是「才氣風流」，是否談吐不俗、風趣有加，抑或滿口髒話、粗俗不堪。

(3)風情：除了柔、嗲、媚等女性特質外，是否重情顧義。

(4)風騷：在床第之間是否能放開心懷，共享魚水之歡。關於此項特質，未婚青年朋友也只有從眼角餘光去判斷了。

而女看男之「四才」呢？

(1)人才：知識、學問、技能之總評為男「才」之總評。

(2)錢財：其能力或職業所已擁有或潛藏的「財力」，是否可提供你想擁有的生活境界所需，當然此處指的是親密異性朋友而言。而同性朋友之間，對於錢財，必須能「救急」，但不能「濟貧」，否則只是相對的害他不知上進。

(3)奴才：是否「女性至上」、「好男不與女鬥」的觀念，是否溫柔體貼、處處為女方設想。

(4)「幹」才：此處「幹」才，雙關語，一為意指實幹、肯幹，將才華付諸行動、勤於工作、事業。另一指精力是否強盛，或體弱多病？

將自己及異性朋友加以評分後，如總成績相近，恭禧你，你們就很「速配」，可望天長地久，否則另一方就得加油了，如果差的是對方，不妨付出愛心，鼓勵他，但願天下「有情人終成眷屬」！

那麼，即使你們很「速配」，又該如何去爭取他的歡心，並進而決定長相廝守呢？男女交往有四個境界：曰「瞥」、「看」、「念」、「讀」，當你對初識異性僅止於一「瞥」而過，不想再深看對方時，那表示力場並未相吸；如果「瞥」後想細「看」對方時，表示你對（她）有好感，可嘗試去認識、交往；在交往過程中除了關愛對方外，要欲擒故縱；「向前追求三步再退後一步」。

也就是說：不要像無頭蒼蠅般一天到晚黏在他（她）身邊，如此不但會給對方形成壓力而生厭煩、輕賤之心（人們對於太容易得到的東西往往不知珍惜），而且往往會「讓愛情迷昏了頭」，不妨在交往一段時間後，暫時分別一段日子，讓對方及自己有時間空間去思索、比較，並看看在這段日子內是否會懷「念」對方，是否有著寄出一封以吻封緘的情書）的衝動，如果這個答案為「是」，那麼恭禧你，你們可以考慮共度人生，當然如果深交之後，對於對方的一舉一動、一顰一笑，你若有著「讀」你千篇也不厭倦之感，那你真是幸運兒，因為你找到了人世間最美的愛了，你也將體會「問世間情為何物，直叫人生死相許。」這句話的真諦了。

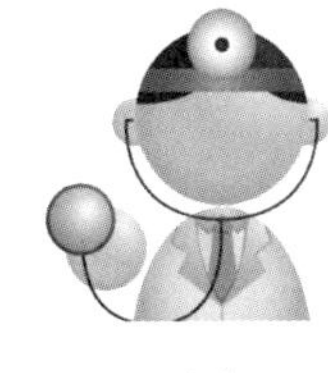

第十一章　快樂之道

「你常微笑嗎？你快樂嗎？「快」，代表著順暢無阻，平穩祥和的經歷過程；「樂」，代表心靈與天地共振，發出笑聲來。的確，笑聲是天底下最美的音樂，它代表著和諧、順暢、滿足。即使是喜極而泣，在眼角餘光內不也含著笑意？想想看，當每個人都擁有像彌勒佛的笑意時，這世界該有多美好！所以，從今起，多笑，多對自己及別人多一分欣賞及關愛，那會使你的世界更燦爛。」

快樂之道

快樂之道無他，順天下之道以吸取天地之能源經轉化後散之於外。具體之作法為：

(1)培養體能：正如電腦要有健全的硬體設備才能執行軟體一樣，惟有健康體能，你才能談其它，正所謂「留得青山在，不怕沒柴燒。」珍惜生命，遠離毒品，依前面章節「養生之道」所述去培養體能；如果是在短時間內之鍛鍊擴身，由於「突變」，記得要佐以中藥，諸如運功散之類的，以防內傷。

(2)培養興趣於正當娛樂：無論你休閒、孤寂，甚至有伴時，你須靠娛樂來享受人生：所以你應選擇幾種適合你發展的娛樂：諸如音樂、美術、游泳、下棋、釣魚、打球、溜冰等，然後盡力研習其技巧，在掌聲之後你將得到滿足感。即使你未能臻化境，但光是欣賞別人精湛的演出，不也是另一種滿足！畢竟，美的事物本身就會帶給我們視覺、聽覺等感官上的一種共鳴而生愉悅。

(3)知識與技能之研習及職業之謀尋，一定要兼顧興趣與能力：蘇有朋事件對我們社會是個警思，身為偶像級的公眾人物，他為什麼在大學初期不快樂？因為他不是他自己，只活在父母及眾人所安排的框框內，在一個不喜歡的系別：機械系就讀，他的基因天分又不在此，沒興趣，但是在高中時代的通識教育、家庭教育並沒有機會讓他明白：會的是什麼？喜歡的是什麼？回想當年我們電機系的系狀元不也轉進了法律系，還好見機得早，否則豈不也是抱憾終生？現行的大考是否該先行決定系別，抑或改為在大一時只做通識教育及選修，然後到大二再決定系別？我們的教育改革也許該思及此？為人父母者不應以「別人考了多少」來做為孩子賞罰的標準，行行出狀元，父母的基因已大致決定了下一代的能力與性向，人生能做的只是充實與修潤，不要告訴孩子們：「人一能之己百之」，因為那是錯誤的，「可能為之」而非「絕對百之」，因為首要的是你有沒有被父母賦予這方面的軟體（基因），如果有，經由研習你可以摸索出其路徑，否則你永遠是徒勞無功。

一個判別的方法是：當你答錯某數學或生化題目，或者繪不好一張美術圖，或者做不好一件工藝品而遭致父母責備時，可以懇切的請求，希望父母同樣做做看，如果他們能夠，代表你沒有盡力，錯的是你；如果他們同樣不能，錯不在你，因為他們的基因並沒有具備此種軟體，當然也不可能遺傳給你。何況只要你在任何一領域裡努力，都可能「出狀元」；而財富也並不與知識成正比，知識與技能最首要的是美化人生。「天地給我們的資源夠豐盛了，只要我們善加吸取後付出，絕對餓不死，而且可活得有美感及快樂。」多了解孩子，發掘他們在知識與技能上的興趣方向與能力，並提供他們選擇職業的參考，小孩的「伯樂」可以不必外求，因為「知子莫若父（母）」唯有如此，快樂才會在我們及下一代的心中滋長，潤飾我們的人生。

(4)追尋相吸之同、異性朋友：以享受情愛及關懷，並慎選互相「念」、「讀」之異性朋友為終生伴侶。

(5)知足並常懷感恩心：「別人騎馬我騎驢，回望路上挑腳夫，比上不足下有餘」，人生貴在知足常樂，任何人都沒有欠我們什麼，任何人對我們的好，我們都應該感念、珍惜及回報，生為人身已是上天莫大的恩賜，因為他多美妙精巧，就連空氣、陽光不也隨時犧牲它們來滋養你，我們該對一切知所滿足、永懷感恩：天、地、師、親、友，最後別忘了謝謝自己：知所滿足。

(6)少求人：凡是靈性之生物，必有所求，求不得，情欲自尊受到壓抑，就會不快樂。所以要快樂就要少求於人，凡事量力而為，如無必要，少求於人，即使你繪不好一張圖，別人不欣賞，那又如何，你不妨自得其樂，因為你能夠繪出你的心力，別說那是阿Q式的笑樂，因為那絕對是一張真實的、唯一的作品：真的，就是美的。

(7)多付出：我們欠天、欠地、欠社會、欠父母、欠親友的恩賜太多了，他們孕育我們長大、引導我們如何走生之旅。我們應該永遠記得：「付出比收入更富有」。因為唯有你豐盛有餘，你才能付出，所以當你付出時，你會為自己感到優越及驕傲，而當別人因為你的付出更加「富有」及快樂時，你也會感染並覺得世界更美好了，所以你會更加快樂。人說「人情債最難還」，實因為你「收入」了別人對你的好，你覺得有壓力想宣洩掉，所以從今起，就讓我們一起多付出愛心給周遭的一切吧！將滿身的天、地、君、親、師的人情債還光，每一天，會發覺我們的笑容更加燦爛！

(8)求財：有錢不一定會快樂，但快樂要件之一起碼要不虞匱乏。即使古有「一簞食，一瓢飲，不改其樂」的聖賢在，但是即令管子也說：「衣食足後知榮辱。」而財富的取得不外勞力、知識、技術、資本（從商、股票、搭會等）、資訊、酬謝、傳承、土地、腦力（設計、規畫）、利息、靈感等。不管你依何種管道取得財富，但有四個原則是必須確切遵守的：

①不偷、不搶、不騙，那麼「半夜敲門心不驚」，花錢才能心安理得，方有快樂可言。

②不可販毒或吸毒，因販毒或吸毒會導致家破人亡，即使可「富甲天下」，也無法獲得尊敬，且會觸犯法律而被捕入獄，在隨時處於風聲鶴唳，草木皆兵、心驚膽怯的狀況下，生活又有何快樂可言？

③節源開流、滾雪球般積聚財富：在無足夠資金以做投資時，首要的是將收入支出記帳後，分析支出項目想法子加以節縮，並設法開流（例如兼差等），絕不可「今朝有酒今朝醉」，將所得盡情花費。必須先靠儲蓄來累積財富，當你有資本時，即使你不善投資，無法由經商、股票或土地買賣上滾積財富，至少也可用銀行生息、民間跟會的方式讓錢財愈滾愈多，有偏財運者可玩玩彩券。當然凡此之資本額必須小於你的儲蓄額。

④分散財富投資：「不要把雞蛋放在同一個籃子內」，要是你把所有資本分散投資，即使某一種失敗，也有其它資本以供你東山再起，切忌將所有孤注一擲，萬一失敗，則兩手空空，機會不再。

(9)守道行善：守天道（仁愛）、人道（法紀）、八德且能持善心行善事，必能獲得他人尊敬而心寧安樂。

(10)充滿希望：希臘神話中有這麼一則故事：希臘神祇潘朵拉交給亞當一個寶盒，告誡他不可打開，但亞當終於忍不住好奇心而打開它，只見從裡面飛出了許多惡魔，如貪婪、兇殘……等。亞當一急之下急速關上寶盒，而盒內只剩下了「希望」之精靈。人生雖有命數，但須盡命，不可認命，以期使精彩的演出能獲得台上（人）台下（神）的喝采欣賞，必有好的獎賞或報應（轉運），甚至神會為你更改腳本，改變命格。唯有對每一天充滿希望、樂觀、進取、奮鬥，才是快樂的泉源。

(11) 隨緣、隨心、隨性：任何人、事都因你的業障而有一定緣數，與人生活交往要隨緣：要依循心所嚮往、在意的目標去追尋、奮鬥；隨自己的個性去交友、謀職、休閒、與生活。

(12) 宣洩減弱不樂感：遇挫折、不平、憤怒等而不快樂時，請將人名、事物寫在紙上，或到空曠地大喊以宣洩之；亦可以打彈珠、保齡球之方法，將球擊倒或進洞時可象徵性地完成願望，掃除障礙（球）；有聲樂、美術、文學才華之人可移情創作，說不定你就是第二個貝多芬、尼采；由於睡眠可加強記憶，故遇快樂時光請充分睡眠，在不樂時日減少睡眠，那麼當痛苦來臨，重新回憶快樂時光，將可減弱哀傷情懷。

只要每個人遵照以上十二個法則，必能詳和安寧（smooth and easy）的生存於天地之間，人人擁有彌勒佛的微笑了。

至此，我們先來做兩個有趣的遊戲（實驗）：

一、截取一張長約四十公分，寬約六公分之紙條，先將它的二面各標以甲、乙兩面，然後將它的一面扭轉一百八十度（反折半圈）後用膠水黏成一環。然後以環的中間任一點為始點，沿著環中心以筆描繪，最後此圓圈會繞回原點，而仔細觀看，此圓線已經繞經了甲、乙兩面。接著以剪刀沿著剛繪之中心線繞剪一周，你猜，它變成了幾個環？答案是：一個環，此種兼具平面及空間特性的環，是由摩比亞斯發現的，稱摩比亞斯環。（圖十）

二、將一根細長的頭髮拔下後，在尾端綁吊以一根金屬（如髮夾等），攤開手掌掌心向上，以頭髮開始摩擦自己（或別人掌上）的子女紋（離無名指尾端約一點五公分處），頭髮每摩擦感應一次，代表了由零始增加了一個歲齡，例如摩了二十六次後停止，代表被試者已歷經了二十六之歲齡，然後將此已感應魔力之頭髮，垂直懸吊於攤開之手掌上，頭髮在上，髮夾向下（如鐘擺樣）。

假設被測者在此年紀已有或將有長男、次女、幼男三人，此時要求被測者心念轉動：第一胎、第二胎、第三胎、第四胎，於是髮夾在無外力作用下竟開始先作直線鐘擺振盪（表第一胎男），然後思及二胎時，又神奇的轉為圓周運動（表第二胎女），思及三

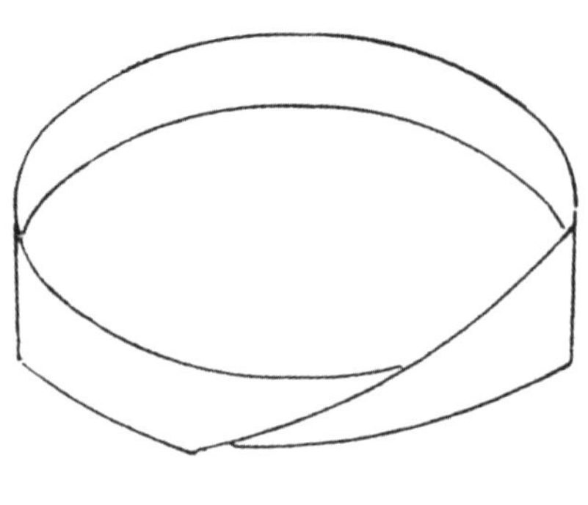

圖十　摩比亞斯環面

胎時，又轉為直線運動（表第三胎男），思及第四胎時會停止。如果受測者在二十六歲前尚無子嗣，絕不會有直線擺盪或圓周運動之事發生。如果二十六歲只有一女時，髮夾會單獨做完圓周運動後停止。

依此方法，你可以預測自己或親友的子嗣，並從已育有子女者之被測人身上驗證一件事：手掌上的紋路是神在人身上所繪註的標示，有如電腦上的「標示宣言」（Remark）。人的命數包括子嗣、感情、事業、歲數（例如筆者二妹於二十七歲去世，她只有很短之生命線。）等，也就是說，每一個人的命都是被注定的，就如同電腦一樣，一開機就有其不可更改之記憶體（Prom）燒錄在裡面；慶幸的是，就如同電腦也同時具有可任意讀、寫的記憶體一樣，人有運，可以自行運轉，那就是人生。

如果說這樣的「宿命」論會使人消極，筆者大不以為然。相反的，透過認知後，你將知道你的一生只是一個緣的開始，又一個結束。你有被賦予的特定能量（錢權）、週期（歲壽）及指令（人生特殊專長、目的、責任）被期待執行，你必須愛惜自己的生命、發揮潛能及專長，以求能圓滿的走完「生之旅」。

如果你怠工（自暴自棄）了，由於你命數未盡、責任未了，就如同電腦當機時，人們會拿示波器去觀看波形，拿焊槍去焊修故障點，甚至更換零件一樣，你也會被送往醫院量測血壓、心電圖，給予藥物治療，甚至更換器官等；與其被修修補補的過一生，何不看開一些，知命、惜命，好好的以天道去「運轉」你的「命」，雖然人類就宛如卡通中的人物一樣，卡通中的人物永遠不知道自己身在卡通當中，而「卡通」外也有正在觀賞戲劇的神祇。但即使是一個卡通人物被創造出來，它一定也有單獨存在的價值，同理：「天生我才必有用」。

如何安詳、盡責、圓滿的溶入人生的大戲中去演出，是人終其一生所必須認真思索面對的課題。當你面臨「揮揮手，不帶走一片雲彩」的那一天來臨時，希望你的臉上是充滿了安詳，沒有一絲遺憾。也希望有那麼一天，神祇看了你漂亮的演出而改變你的戲分（錢、權等）、戲路（運）甚至結局（命），更希望這世界上更多出一些如關公般的人精湛的演出諸如「忠義」篇般的叫座劇本，而被提升為「神」格，受人供奉。即使你的演出無法精采到讓神明為你拍案叫絕，但至少希望對你此生寫下「不錯」的總評，而分發你的靈魂享有下一趟更美妙的生之旅。

神明按年代、時辰編錄了人的命數大綱，由於必須為人預留空間以待人去運轉，故即使在這年代，微末的科技已可將時間由時辰進而分割為時、分、秒，而計時的單位也進入到奈秒（即10^{-9}秒），但人的命只有「時辰」綱要，而要「奈秒」細表，留待人們自行發揮。祂並在人體上留有各種標記、手紋、掌紋痣粒，以供其辨識參考，人們研究了命，產生了命學，包括了時辰卦、米卦、八卦、紫微斗數、鐵板神算、手紋學、掌紋數、痣學。

當你的子女出生後不妨找尋一位靈驗的命學家寫下他（她）一生的命綱斷語，然後你細心的去觀看他（她）的個性、特點、劫災等命格是否與他（她）一生的發展、表現相符，如果不符，燒掉它，罵作者一聲：「騙人」。如果相符，待其成人後暗示其災劫，希望能減低他們所受災劫的程度，或者持善心行善事，使能有「貴人」出現加以消弭。

當然你也能先預知自己「命綱」，但最重要的是知命、惜命、愛命、釋命、演命、盡命，永遠記得：「命」與「運」是共同體，「無命」自無法「運轉」人生，但若不好好去「運」轉你的「命」（即好好的做人做事、詮釋人生），即使好的命格，也會引來神祇的震怒而收回或更改你的命格。好好的去運轉你的命，演出漂亮的人生戲路，「歹運」也可能感動上蒼而被修正為「好命」，當然這之間是否有必然性，也需視你前生的「業障」（行為考績）而加以綜論、總報，以貫徹靈魂的連續不滅性。畢竟，人的軀殼只是人在世上某個年代的「借住體」罷了，待身軀回歸塵土時，靈魂被收歸後又將開始另一趟生之旅。

時間與空間

人既有命數，在特定時光將會有特別的演出被期待，那麼人類的歷史發展是否也一定有其「史跡」可考？我們即將面對的未來在某些人或神祇的眼裡是否已是「歷史」必然發展的情節？諸如電燈、真空管、電晶體、光電積體電路等的出現是否不應被歸類於「創作發明」，而應被歸類於被安排好的適時「發現」？

俗語說得好：「不識廬山真面目，只緣身在此山中。」又說：「當局者迷，旁觀者清。」卡通中的人物永遠不會知道自己身在卡通中，魚缸中的魚也永遠不知大海的世界，人類身處在某個時空中，如果不跳脫該時空，又如何能觀測到別的時空所出現的事物？

我們身處地球上可感知任何「長」、「寬」、「高」之「三度空間」感，但是我們的地球運轉速度甚慢，我們甚至不覺得它在動，它緩慢繞行一週，我們稱之為一年，而光每秒的速度是已環繞了地球七週半，如果地球以光速運行，它一年將已走了9.46×10^{15}公尺，由於我們地球的運行速度遠小於光速，其差異就產生「時間」觀，所以我們根本無法感知一項事實：「時間正以光的速度向前進行，而時間觀就是某體系內的運轉速度與光速的落差量值。」

如果我們能以光速乘著太空船做旅遊，那麼我們就可追上時間，那時不會感覺時間的存在，當然所有物質速度等於光速後即會化為光子，轉為粒子及波動，如何收集人體之粒子、波能特性而在空間傳遞旅遊，將是人類不久之後的課題（據靈魂學者指出在數十年後），但是至少我們可預期我們的子孫可搭乘接近於光速的太空船在星際遨遊，他們將有機會實際去體驗理解「天上一天，人間百年」這句話的真實性與其物理含意。

愛因斯坦的相對論告訴我們，相對靜止體系內的時間計量與以相對速度運動體系內的時間計量不同，當系統速度等於光速時，運動體系內的時間為零，即無時間觀。所以藉由此種速度相差產生的時間差異特性，理論上科學家已預測我們可以到未來的世界去旅遊。

有沒有其它的方式可以做時空旅遊？諸如透過時空隧道的方式而不是採行上述的追逐時空的辦法？在前面所述及的摩比亞斯環面是不是宛如此種時光隧道的曲面？假設A面代表人現在所處的空間，B面代表人未來所處空間，而假設人由A面出發，行經此種「環面」，人們可以進入B面，也就是說，有如經過了「時光隧道」，人從現在進入未來而消失了，因為在A面的人再也看不到B面的人。這種理論可解釋在百慕達三角洲等地陸續出現的船隻、飛機神祕失踪的原因，他們是否進入了時光隧道？

但是時光是否具有可逆性？也就是說：人是否可回到過去？已有科學家提出了經由「蟲洞」的理論，人們可以經由蟲洞做任何回到過去與去到未來的星際旅遊，而另有科學家則提出了相反理論：依據因果論，如果可回到過去變更了歷史，不就不存在現在的時空狀態嗎？既然現在不存在又如何回到過去？

但是，一個穩定系統通常會由「結果」端取出一部分微小分量回去監控調整前面之系統「因子」；這樣的理念如果擴之於宇宙觀，星際旅遊如果可行，人類在過去的時空內一定有某種自動監控迴路在，這種監控行為也許透過思想波束的探測、或者星際觀測站的觀測，或者派駐一些人「駐紮」某一時空，以隨時提供情報，修正歷史軌跡；但有一條最大的遵守原則（禁忌）就是：對人類發展有重要影響的結果絕不可擅加變更。

這樣的修飾後之理論，較可合理解釋曾連載於聯合報上「空中魅影」所撰寫的事蹟：歷史上記載戰勝的一些飛行員，竟發現同伴死亡後又出現在空中助其打敗敵人等「荒誕不經」的事實，而這些特殊現象只出現於第一次及第二次世界大戰期間，難道說曾有人回到過去想要修改重要歷史，故使原來歷史上戰爭中並沒有死亡的人被打死，經未來的人類或駐於該時空的「時空監測者」發現後，採取措施，回到原時空軌道，助其「復活」；抑或只是歷史「出軌」，經「監測系統」自行修正？不管怎麼說，似乎可回到過去（只是需經授權或派任）是較可解釋已存在發生的事。

不管現在已發生了多少時空轉換、時光破壞的事，科學家已由一九四三年的美國研究人員在研究隱形飛機失事事件中發現，即使我們現仍不曉得時空如何轉換，統一力場之公式又是如何，但至少我們已知道，時空轉換或時空旅遊必須用及很巨大的電磁場能量。歷史的軌跡終將繼續進行，人們也將朝著未來的軌跡去發展。

人，除了肉體的DNA外，薛瑞克發現，人體有意識的DNA，情感的DNA，永遠傳承其時空本源之特質，也就是說，宇宙各次（度）元並不是孤立的，它有其全息圖，宇宙格子有其中軸點，穿過帷幕，透視原體，將可發現人的靈魂都曾以不同的寄居體在不同的時空「活」過，而宇宙空間有個儲存槽，它可記錄並儲存人的思想波及靈魂，故肉體雖不能永生，靈魂卻是永生的。醫學上已可以波動來產生疾病，並藉由製造反向波動來消滅疾病，最近威泰克也發現，波動（含思想）所產生的數量電磁可以決定物質是否成型，我們的腦波就可以控制物理現實本身。物質產生波動，波動也可決定物質。

人，也將生生不息、以承天命，人類終將發揮原力，掀開生命的奧祕，也只有順承天道，永存善心，行善事，才能「無怨無悔」的走完生之旅，為生命的軌跡留下美麗的波動！

珍愛宇宙世界

神創造了人，給他們一個實驗室：地球，讓他們有生存的空間，為了要讓人能依附於地表生存，設計了一個「橢圓形軌道」以讓地球環繞著太陽走，便能產生垂直向下的地心吸引力；並由太陽供給光源（一切能源之始）：為防止人受紫外光照射，又用臭氧層來保護它，當科學逐漸展現事貌，人們也將愈覺神的偉大。但是對於這最大的賜予：地球，人們卻反而在做著無情的破壞：

(1)濫砍樹林，濫殺動物：濫砍結果，現已將有百分之十開花植物滅絕，濫殺導致許多稀有動物面臨絕種。

(2)溫度上升：工業發展結果，導致空氣中之二氧化碳、氧化氮、氟氯化碳、甲烷、污染微粒激增，且人們又燃燒著雨林，估計現在的大氣溫度上升5℃以上，（大氣溫度是陽光與熱反射至空中的一種平衡），此種溫度效應將使海平面昇高，淹沒一些島嶼，而因南北兩極之溫升比赤道快，氣候驟變、生態環境也驟變，將為地球帶來生態平衡破壞等大的災變。

(3)臭氧層的破壞：由於氟氯化碳（CFC）被用於冰凍系統、海龍滅火劑、電腦精密組件之去污噴劑、除臭劑等，當它飄浮至空中後，會與臭氧（三個氧原子）結合將之變為氧並生成一氧化碳、一氧化氯等，而破壞了包圍地球上空的臭氧層，除了造成溫升．效應外，也將使得人體免疫力降低、植物光合作用減少、海水中生物減少，人體罹患皮膚癌、白內障之機會激增。

(4)環境污染：包括工業生產之氧化物及硫化物及微粒污染了我們呼吸源：空氣，人體及動物的排洩物污染了水源：河川。而空氣污染也導致了酸雨下降，又危害人體、植物並污染水源。

(5) 疾病滋生：生態環境惡化結果導致人體免疫力下降、疾病滋生，除了鼠疫、SARS、登革熱外，也出現了世紀病毒：愛滋。

面對這樣的趨勢，且讓我們形成「地球村」的概念。地球僅有一個，且讓我們一起珍惜，共同朝下列目標努力，但願在全球攜手合作下拯救地球，使人類免於滅絕，而且活得愈來愈美。

(1) 早日通過法律、禁止砍伐雨林及殘殺稀有動物。並獎勵造林，作好水土保持。

(2) 推廣素食觀：素食除了可強身消惡業外，粗估只要地球肉類減產百分之二十改種穀類，就可以多供給一億人口食用，使之免於飢荒及瘟疫流行。而諸如減產豬肉牛肉，可節約用水量，我們也可以用之於灌溉森林、保護綠地、美化環境；動物所吃的蔬穀類也可轉供人們食用；少養殖豬、羊、牛等，可減少他們的排洩物、減少污染。難怪《聖經》上記載；上帝諭命世人素食：凡是世上的動物都是可憎的，都不可吃。因為祂早已預示危機。佛教亦嚴禁腥葷。筆者從來不知如何去判別「腥味」與「葷味」，經素食三個月後，乍聞肉類與海鮮，才了解「腥」「葷」之別，作嘔欲吐，也才知道，天道其實只是順天，回歸自然而已。

(3)保護植物，加強中醫研究，以消滅病毒：二千年前即有這麼一種傳說：上帝將每一種病毒的藥劑藏在地球上某一種植物中，且讓人們輕視它的存在。神農氏嘗百草奠立了中醫基礎，李時珍編印了「本草綱目」，更詳列了各種草藥。現今人們已用金雞納樹皮或從醫驗室培植種子提煉出抗瘧疾之良藥（奎寧），用驅熱菊來治發燒，用待宵草來治糖尿病，並提煉出製造前列腺液之成分，以增加人體新陳代謝之功。

植物是地球的一個寶貴資源，結合中醫、西醫及巫師以做藥草研究之工作必須加強進行，例如從巫師或中醫探尋一些特殊藥草，又如中醫仿行西醫採集藥草加以濃縮並依各種不同分子其流速不同之科學方式，分離出各種活性分子以精煉藥性等。另外如遍訪地球植物加以彙整匯編的工作也需大力進行。

(4)找尋乾淨能源：有此一說：外星人補充的是「水」能源而非「汽油」，故多停於湖泊加「水」。水是最乾淨的能源，燃燒後生成氫和氧，如何使其穩定是一大課題。一種叫克利亞（HFAB）的能源已被用來代替氟氯化碳，在台灣食鹽水做冷凍媒的研究也在發展中，但百分之八十五以上的含氯工業產品必須減產才足以應付臭氧層破孔逐漸增大的危機。另尋乾淨能源的努力也必須加緊進行。

(5)生化菌之研究，以淨化污染：廢氣污染了天空，人及動物之排泄物及廢棄物污染了水源、土壤。細菌的研究將是人類的另一個生機，好幾種生化細菌已被用來吃食土壤內之重金屬以恢復土壤生機及置入污染河川以淨化水質，每當我憶起日本河川之清澈，可真佩服他們在生化菌的研究卓著。

(6)特殊植物的發現與培育：有正必有負，有反必有正，萬物本生生相剋，有正物質必有負物質。人類應加強分析污染源之成分物質，以設法找出相剋物質之存在。例如一個叫保博古勒的科學家已研究出在蘆葦根部就存在著二種細菌，可將人及動物的排洩物分解吸收營養後轉化為乾淨水源，且正在各國進行著沿各地污染河床種植蘆葦以淨化水源之工作。污染能源的處理與回收的工作如果能類似此例自成體系，那麼污染將會逐漸減少到地球可「消化吸收」的限度內，那麼我們將會有一個逐漸復甦的地球。

筆者深切相信，類似蘆葦：「污染的勁敵」這樣的植物一定不少，將有待人類的發現後大量的栽種以淨化水、土壤等資源。在台灣的河川水道幾乎部已被污染，廣泛的以蘆葦河床系統來淨化水源，並將特殊生化菌植入土壤及下水道以「分解吃食」污染源，似乎是一個迫在眉睫的工作。

(7)在工業產品製程中添加石灰粉末等：現在全世界已普降酸雨（雨中酸鹼度PH值小於五．六以下），污染河川、腐蝕農作物建築……，而其最大的罪魁禍首為工業產品所排放之氧化物及硫化物，當其遇空氣中之水分子後即結合生成如碳酸、硫酸等氫氧化物。

一種可行之辦法即在產品輸出製程中及河川中添加石灰粉末（含鈣），以使其生成碳酸鈣及硫酸鈣等之結晶沉澱物，可不至讓廢氣排放飄浮於空氣中，或讓酸雨變為硬沉澱物積於河底，雖只增加了些許成本，但其效益驚人；可淨化空氣、減低酸雨的發生率，何樂而不為？

(8)基因的研究：遺傳基因的研究將使人類得以逐漸瞭解人體自身及地球物表所有生物的構成，由單細胞或生殖細胞複製栽培植物也已研究成功，但高級動物基因的研究則在發展中。筆者相信：愛滋及癌症的藥方也就藏在「炁」（氣）功的鍛鍊（見拙著《不藥自癒》書）與基因的研究中。

(9)時空及統一力場之研究：各種力場之整合將使科學家了解時空的起源、破壞、轉換、旅行、發展，也將使人類能進入宇宙，尋找另一個地球，或經由時空旅行以避開地球可能毀滅的災害。

地球只有一個，它在哭號著，讓我們一起來珍愛它、解救它吧！因為地球村是我們全人類的家！

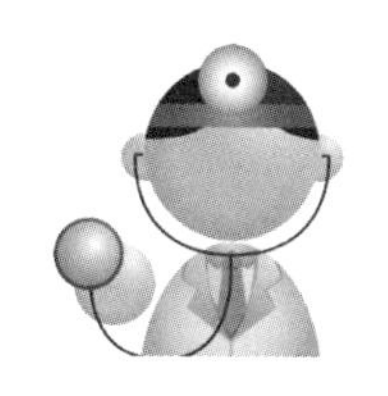

附錄 同性戀

男女同性戀

所謂男同性戀，就是男人彼此間對相互的胴體具有濃烈的情慾。同樣，當一個女人只對女性胴體產生情懷及性慾時，我們稱之為女同性戀。

1、男同性戀之行為表徵

男同性戀在性行為上通常採用的方式為：一、互相手淫。二、口交。三、腿交。四、胸腹交。五、乳溝交。六、肛交。七、假性陰道交。八、變性陰道交。

一、所謂互相手淫乃是男子彼此在寬衣解帶後，互相以手或物品（如按摩棒）挑逗撥弄對方的玉莖，直至高潮為止。

二、口交乃是兩男子互相舐吸對方的陰囊、玉莖直至高潮。亦有一方採取口交、他方採取肛交者。

三、腿交乃是兩男子交疊而臥，將玉莖夾在對方之兩腿間摩擦而獲高潮者。

四、胸腹交乃是兩男子交疊而臥，將玉莖放在對方的腹部迅速摩擦以獲得高潮者。

五、乳溝交乃是男子將玉莖放在另一較健碩男性的乳溝間，一方壓擠胸部形成「溝渠」，一方迅速在「溝渠」內移動摩擦以獲得高潮者。

六、肛交乃是以肛門來代替陰道行使性行為，這是大多數男同性戀者所採取之性行為方式。由於肛門的孔道頗類似陰道，藉由扮演「〇」（女性）的一方肛門擦拭填充大量的潤滑劑，扮演「1」（男性）的一方將其玉莖插入對方肛門，在抽送後，通常一方是肛門脹裂疼痛難熬，一方是臉露征服者的笑容。雖然在經過長期「征戰」後，「〇」的一方的肛門會由於被長期撐裂、衝刺而使肌肉擴張失去收縮力而便於「行事」，但其排泄功能也因此大為降低。（「1」與「〇」是男同性戀者的代號，「1」意表為玉莖、代表「男性」，「〇」意表為肛門，象徵「女性」。）也有採用異物插入肛門者。

七、假性陰道交乃是扮演女的男方購置、戴配一仿女性陰道的裝置於下體，由另一男方採取仿女體陰道交者。

八、變性陰道交乃是扮演女的男方採取變性手術，切除玉莖、陰囊，開孔挖造人工陰道，甚至裝置義乳（填入矽膠等），並施打女性荷爾蒙而完成變身者，則另一男方將可視對方為女體而完成陰道交。

至於妝扮方面，「男」性通常喜打扮粗獷、狂野、表現男性化，「女」性則喜女性化打扮，甚至施打女性荷爾蒙，以使皮膚光滑、胸部發達、聲音嗲俏，當然為了避免社會壓力，也有妝扮正常，唯在前衣口袋或褲子後飾以絲巾等女性物品以做識別者，或以暗號、打手勢以做識別者。

2、女同性戀者之行為表徵

女同性戀在性行為上通常無固定型式，多半互相採：一、口吸舔。二、手指挑逗、插弄。三、異物插弄。四、電動棒、珠之挑逗、插弄。五、塑膠男具之仿性行為。她們通常在幾種型式上選擇交替，或同時採用數種方式以達高潮。

一、口吸舔方式乃是以口吸舔身上突出或凹入之尖窪點；因為那代表著性敏感點，尤其是陰蒂及乳頭，由於性反應最靈敏，最容易被重點採用。她們通常喜歡採面臀相向，一人仰躺臥、一人趴臥之方式，一方為其伸出舌尖，輕輕舔逗乳頭及乳暈、吸吮乳頭，另一方以雙手撥開對方外陰唇使蒂頭露出，以舌尖輕舔其陰蒂頭或其周圍組織，由於陰蒂的愉悅度相當於男性的龜頭，女性通常較易由此部位的挑逗而獲得高潮。

二、手指挑逗、插弄方式乃以手指或手掌心以轉圓圈的方法輕輕接觸乳房四周及乳尖，以雙手刷撫大腿內側，以手挑逗陰蒂，待對方出現分泌黏液後，以手指插入陰道，做抽送運動，直至對方高潮為止。

三、異物插弄：同（二）之法挑逗對方，然後以異物，諸如香蕉、已開罐之汽水瓶頭等插弄女性陰道而獲得高潮。

四、電動棒、電珠之方式：以各式電動按摩棒、電珠等，或藉由電動按摩棒之震動、旋轉，先挑逗性敏感點之後，以棒插入女性陰道，或者放入珠子（可控制某跳躍速率），藉由快速的衝擊、旋轉、跳躍以使對方獲得高潮者。

五、塑膠男具之仿性行為：所謂塑膠男具，顧名思義乃以塑膠製成，其狀如陰莖大小，有兩種形式：一種是單頭式，可懸配於女子之胯下，由其扮演「1」，另一女子則扮演「○」；另一種形式為雙頭式，中段仿陰莖，在前、後製成龜頭狀，由兩女合作將前後段置入女性陰道，運用臀部力量，雙方配合完成抽送動作以達高潮者，此時塑膠男具為「1」，女同性戀雙方皆為「○」。

女同性戀者通常會形如姊妹，形影不離，扮演「1」的一方通常喜歡做中性或陽性打扮，蓄短髮、穿牛仔褲，甚至施打男性荷爾蒙，以便聲音剛揚，體毛粗獷……。如果在性行為中採雙「○」模式者，則皆做女性打扮，外表看不出來，唯一特徵是「焦不離孟，孟不離焦」，常膩在一起，她們之中也有正常結婚生子者，則屬變性戀。

性別、性徵、性慾及性行為取向

男女精卵細胞各有二十三個染色體，而人體之體細胞都有二十三對染色體，在精卵形成之前，經過減數分裂後，各含成對染色體中的一個，故精卵細胞之染色體有二十三個，男女結合後，所合成約二十三對染色體中，有一對含有決定胎兒性別的基因，故在受孕形成的一瞬間，胎兒的性別已形成了。胚胎分化，在幼兒期已具備男、女性器特徵，等青年期後，男性由於睪丸所分泌之激素（睪丸酮）激增，而女子由於卵巢所分泌之激素（黃體素）激增，男子出現喉結，聲音變粗，長出鬍鬚，女子則出現月經，乳房膨脹，此謂第二性徵。

此種激素會受腦部腦下垂腺體所分泌之一種激素：男女（性）荷爾蒙所調節控制，

故施打男（女）性荷爾蒙針劑，或服食此種藥丸會使男（女）第二性徵明顯，但若對男子施打女性荷爾蒙或對女子施打男性荷爾蒙，則會使第二性徵退化。

當男女由各性敏銳之皮膚點所引發之愉悅刺激經由神經纖維收集後，透過脊髓神經傳至腦下垂體，再加上眼、耳、鼻、舌等所傳至的視覺（如欣賞男女胴體之美）、聽覺（如聆聽美妙音樂）、嗅覺（如聞香味）、或味覺，享受刺激所統合疊積的效果，將使腦下垂體發出指令至性腺（睪丸或卵巢）分泌製造腺體以供滑潤外，男子則另將信號傳至勃起中樞，使玉莖之海綿體充血而勃起。但是若男、女有不愉快的性經驗，或者作愛之環境、空間，使他（她）勾起傷痛回憶經驗，此種經驗傷痕此時也會一併在腦部產生相反的厭惡、驚懼、不滿、憂傷、憤怒感，會消除性慾，致使腦下垂體無法發出指令，而致男性不能勃起或女性冷感、身僵貌呆。

但是，不管男女，若對其注射男性荷爾蒙或睪丸酮，除了可使「男性」第二特徵凸顯外，也都會增加其性慾；反之，不管男女，若對其注射女性荷爾蒙或黃體素，則會使女性第二特徵凸顯，男性的體毛脫落、乳房膨脹、聲音變細。但是，不管男性或女性，其性慾皆會明顯降低，而且也不管他（她）是同性戀或異性戀，結果相同。也就是說，若對男同性戀者施打女性荷爾蒙，則會使其出現女性第二特徵，但是卻會令其性趣缺缺，甚至陽痿。

至於性行為取向呢？在西元一九九三年，美國倍德斯達國家癌症協會的一位專家哈莫，曾在三十三對同性戀雙胞兄弟的染色體中，發現了一個特殊部位，此部位很可能（因同性戀患者不多，致缺乏足夠例證，故曰很可能。）隱藏著性行為取向的基因。證諸最近的報導，美國一個男同性戀者，為了證明自己是「天生如此、身不由己」，結果收集到二十多對同性戀者的骷髏頭，將之剝開，結果發現其腦部某個部位，其體積大小竟只為常人的一半；再加上科學家發現，人體在胚胎期已在大腦某部位規劃好其將來的性行為取向區，這一切似乎都導向一個結論：許多同性戀者似乎本來就「天生如此」。所以同性戀者其實是身不由己，並非是人格較為低劣。

男、女同性戀者的成因

除了肉體DNA（遺傳基因）、腦容量及細都規劃異於異性戀者可產生同性戀者外，若由於前生意識、情感的糾葛不清，未獲圓滿的結局，也有可能會在今生產生同性戀者；由於人體是一複雜奧妙的結構，不僅有肉體DNA外，也有意識DNA、情感DNA，當人體死亡，肉體的DNA隨之消滅，但隨及感情及意識之DNA（靈魂）卻進入不同的時空進行生之旅，由於前生之怨懟或情緣沒有結束，所以今生就有可能產生異常的情緣，這似乎可解釋部分男女同性戀者，只對特定的對象產生興趣及「性行為」，雖然「弱水三千」，卻「只取一瓢飲」：另外嬰兒在幼期時，若其父母表現差異極大，例如一男子父親遠優於母親，則可能長大後產生戀父情結，而導致「男同性戀」；反之，若一女子嬰兒期，其母親表現遠優於父親，則可能在長大後產生戀母情節，只對女人感興趣而產生「女同性戀」。

另外，由於同性戀者須面對社會龐大的壓力，故通常選在陰暗角落交易，諸如廁所、戲院……等場所，以致於在性行為「來也匆匆、去也匆匆」，故倉促了事。或曾被視為早洩、陽萎之異性戀者，由於曾被女性譏笑而轉向為男同性戀者。他們的性行為模式通常為扮演「○」或採取口交，便能迅速達到高潮、紓解壓力。

也有一些人的幼年慘痛回憶，諸如被虐待、毒打或慘遭強暴，都可能造成心靈上永久的烙印，以至在性行為上終身排斥施暴者的性別，而導致同性戀。其中當然以女同性戀者居多。另外，在某些國家，如泰國貧戶，父母為了生活或虛榮，將男子自幼年起即長期注射荷爾蒙，導致其聲音嗲細、皮膚細潤、胸部隆起、陽萎不振，謂之「人妖」，最後只能扮演同性戀者的「○」角色，由於破壞了身體平衡，其壽命通常很短。

每個人都是神聖的個體，如果他（她）離群索居，那麼一個同性戀，他（她）可以大聲的說：「只要我快樂，有什麼不可以！」可惜，他們都有父母、親戚朋友，而且何其不幸的是，他們是少數族群，所以他們必須面對父母傳宗接代的壓力外，還須忍受來自親戚、朋友以及社會群眾的異樣眼神、排擠態度，而且除了雙性戀者外，他（她）們都沒有享受到一種真正的性愛之樂：那種靈肉交會、水乳交融、火花併放、魂飛九霄的快感，也只有當男性龜頭與女性子宮頸口相吸吮、精液激射、女性淫液經由男性龜頭反射內吸時，那時男女相擁，情意綿綿，才能真正體會到何謂「擁有」，體會到什麼是「高潮」，這是上蒼賜給人類的最美禮物、最大快樂，為什麼要輕言放棄？

曹操曾言，天下最美的二件事不外乎是：「醉臥美人膝，醒握天下權。」雖然能醒握天下權的人如鳳毛麟爪，但至少你可以嘗試另一種最美之事：「醉臥美人膝」是不？所以，如果你覺得同性戀是個鐵鍊、是個桎梏，綁得你透不過氣來，那麼何妨嘗試改變一下你的生活，說不定你將發現：「山窮水盡疑無路，柳暗花明又一村。」也說不定。

「喜宴」這部電影提供了我們一個省思：男同性戀者有可能在女性的胴體及挑逗色誘下，享受到魚水之歡。而同性戀者也切忌在嫉妒之下失了理智，去毀傷對方，如果你真愛對方，就該以他的幸福為禱、為念，畢竟你們曾一起擁有過對方，一起走過悲歡的歲月。

那麼，一個男同性戀者應該如何去因應這社會，並進而在性愛上調適，甚至如果他們願意嘗試去矯治自己在性愛上的角色呢？當然如果他活得快樂，只要他不傳播病毒、危害人群，我們整個社會是否該增加一分寬容與愛心去對待他們？也許是他們或其父母的情障，使上蒼為他們今生安排了一個顛鸞倒鳳的角色，不管是基因錯誤的排列、腦部容積較小，或者腦部性行為區規劃的異常，都不是他們可選擇的，是不？既然有可能不是他的錯，那麼，我們又何忍去苛責他們？

一個男同性戀者如果是習慣於肛交的「○」號，那麼在調適角色變換之前，千萬要記得，為了自己，也為了整個社會。一定要記得要求「１」號者戴上保險套，而且愈多層愈好，以防事後留下對方的精液進入直腸細胞，要知道，最早的世紀病毒：愛滋，就是這樣引起的。此乃因肛門是位於消化系統直腸的尾端，由於並不是用來承受陰莖的，故它的結構為單層柱狀細胞所構成，較脆弱，不像陰道的內壁是由多層扁平細胞所形成，當陰莖插入肛門後射精時，若不穿戴保險套，此時，「１」號身體上的精細胞就進入了「〇」號的直腸內，就會破壞了「〇」號體內免疫系統的T細胞，而使免疫系統失效，此時「她」（「〇」號）只要再沾上任何小小的細菌或病毒，如感冒等，由於身體失去防禦力，馬上會遭受侵襲、潰敗，導致一發不可收拾，所以愛滋病毒常一發病就立即死亡。但即使異性戀者，若不套保險套從事肛交之性行為，亦有可能染患愛滋，而當你的身體對病毒尚有自我治癒的功能時，此時可說明你並未感染愛滋或至少「它」尚未發作。

有一次曾經看見一位朋友甲狀腺腫，我問他，為何沒去診療？他回答說「我希望能自我痊癒，如此我可以昭告我的親友，我自身並未染患愛滋：後天免疫功能失常症，而可以放心的與我交往。」雖然話屬幽默，但卻也點出了愛滋的特色。

如前曾提及愛滋患者，經由共用針頭、捐血、口腔出血之接吻、產道感染、或「〇」號者演出雙性戀，與女性陰道交而未戴保險套時，或女子被感染後又與男性陰道交，但對方也沒穿戴保險套時，都有可能感染愛滋。所以一個男同性戀者除了盡量避免肛交外（其他形式並不會感染），千萬勿再扮演雙性戀，至少要記得保險套之功用妙無窮，也勿因吸食毒品、興奮劑而共用針頭，且勿行口腔接吻，還有不要捐血，以免害己誤人，為社會所不齒、拋棄，墮入萬劫不復的深淵。

此外，男同性戀者喜歡肛交者，一定要在「〇」號肛門擦拭大量潤滑油，如沙拉油、奶油或橄欖油；若以異物代替「1」時，要用軟性物，諸如香腸、胡蘿蔔、黃瓜等，千萬勿塞入硬性物，諸如鋼筆、鉛筆、口紅、汽水瓶、手電筒、燈泡等，否則不僅會對其所喜愛的「〇」號，構成了肉體及精神上的傷害，如果一不小心，造成出血而傳染到愛滋，那可真是「天作孽猶可違，自作孽不可活」了。

如果你在歷經男同性戀後，卻覺自己並不快樂，而嘗試轉換、調適，那麼不妨依照以下步驟來進行：

1、消除可能的戀父或戀母情懷：

戀父或厭母的童年經驗將有可能導致將來對母體的厭惡排斥感而產生男同性戀，仔細思考童年經驗，研判是否為成因，如是，此時不妨去看心理醫生以消除這種情懷，或經由朋友聊天宣洩，紙張發洩或自我暗示的方法，以儘可能消除此種情懷。

2、**注射女性荷爾蒙：**

由於女性荷爾蒙會降低性慾，為了減低與同性戀者「做愛」的慾念，你不妨在轉換期內適度的注射女性荷爾蒙。如果可能，要求你的「伴侶」一起注射，想想，當「1」陽萎，「〇」號興趣缺缺時，又怎麼會有「性行為」的發生。所謂「銅板沒有兩個不會響」。

3、**閱訂言情小說或欣賞羅曼蒂克的電影：**

藉由小說或電影的欣賞，男同性戀者將可進入男女情愛的心靈世界，久之將對男女間的戀愛產生憧憬，而會想與女性交往，此種影像的重覆疊積效果，將會產生如「洗腦」般的效果，模糊了以往不快樂的同性戀經驗，並構築起另一種男女戀愛的神祕境界的嚮往心態，進而付之行動。

4、欣賞藝術照、成人錄影帶以求將女體美印入腦海中：

神造了一個最美的藝術品，那就是人類的胴體。「喜宴」之電影中，如果不是女的色誘男同性戀者，就不可能有男女情愛發生，為了產生對異性人體的誘因，你應該大量的欣賞藝術照、成人影片，你將會對異性人體之美產生讚嘆，進而希望擁有女體之慾，你便會進入男女之歡的領域。

5、強精固本：

當你對異性產生性趣後，請停止注射女性荷爾蒙，並依照第九章「如何防止早洩」以及「強精固本之道」所敘方法，好好練習二個月，以求在臨事時百戰不洩，以避免遭受「銀槍蠟樣頭」之譏，而在自尊心受損之餘又走回頭路。如果臨時找不到女伴，可找公娼為之。當然，務必請你記得穿戴保險套。為了提高勇氣與性慾，不妨在臨事前一個小時，施打一針男性荷爾蒙以增加性慾。

6、暗示或催眠療法

如果你成功了，恭喜你，你的性行為取向已轉移，你可以如正常人一般的結婚生子，享受性愛的愉悅。如果經過以上的步驟，你們無法改變舊有習性，此時不妨共同尋找催眠師，藉由催眠時所進入的領域，將可探尋到你同性戀的成因，然後經由催眠指令之暗示而獲得解除，值得一試。但在試前，請先嘗試激發自己的潛力，用自我暗示的方法進入異性戀領域。其法為：

每天選擇一安靜、清新無人干擾的場所，寬鬆衣帶，除去配件，身體平臥，雙手交握，置於胸前，注意鬆、靜、自然的原則。閉眼後跟自己的細胞對話，也就是說在心中重覆默念著：「我愛女體、我愛嬌娘。」每天一次，每次約半小時。

此種「與細胞對話」的理論與功用將會聚焦身體能場（見《不藥自癒》），其大意為：「堅固（即信心）的意念氣息不僅可影響水等物質分子之結構，而且可影響人體遺傳因子DNA的結構，（但由於此氣息能量被人體吸收後，會隨時間之進行而遞減，故需經常補充，也就是說，需不斷的給自己自我暗示的意念氣息，以期使能改變體質、性向甚至消滅病毒。）」

科學家曾做過實驗，要是將某人家中之樓梯拿掉一級，在夜晚關掉電燈，請其上樓，此人會照從前的經驗先「踏空」後，馬上協調自己轉換過來以避免跌跤，此時一個新的經驗已在腦部「規劃」出來，也就是說，一種新的意識網路已在人腦內規劃出來，而取代了原來的意識網路。當然此種「自我暗示法」也可由影響大腦發出指令影響腺體（包括腦下垂體及性腺等）激素之分泌。所以，就學理而言，應可影響同性戀者的性行為取向。此種方法已被證實只要將暗示的內容改變，已治癒了很多頭痛、胃潰瘍、痔瘡、早洩、肥胖……等症之病人，也希望期待轉變的同性戀朋友們，以具體之行動實施，且讓「實踐來檢驗真理！」

女同性戀者的因應、調適及矯治

由於單純的女同性戀者，除非在接吻時對方之口部有破孔出血，否則雙方不會有血液或者體液的交換，自然不會像男同性戀者會感染或傳播病毒，所以相對的她們所面對的社會壓力較小，而且部分女同性戀者在社會壓力下仍舊結婚生子，所以她們是更為隱性的一群，而且當兩位女同性戀者親密的走在一起時，她們大可以姊妹相稱，而不致引人疑竇，只要其中的一人：「1」者在打扮上不要太過剛氣，在公共場所，言談舉止不要太過放縱，並不會引人側目、招人非議。

男同性戀者的主要特徵為「陰莖」戀者，也就是說不管從事何種性行為，雙方一定要擁有「陰莖」為要件，他們以陰莖為崇拜目標，但女同性戀者的主要特徵為「陰莖排斥者」，通常她們討厭真實陰莖，只因為在童年的回憶中、成長的過程裡、家庭教育中或者新聞報導的各種環境中，或者在前生的經驗中，陰莖被塑造成一種代表強權、蠻橫、專制、霸道、不潔、齷齪、卑下，她們之中有人確曾經歷過男子的性暴力，不單指強姦，也包括性虐待，言語辱罵、拳打腳踢，甚至只是男性的不溫柔，使其對男性的一切感到厭惡、冷感，轉而迷戀女性的一切：語氣溫柔、皮膚光滑、胴體迷人，所以她們寧可以塑膠陽具或手指、異物來代替真實陽具，或純以挑逗、吸吮乳頭、陰蒂的方法來達到高潮。

如果她們已結婚生子，此種行為取向將會在潛移默化中影響到下一代的性行為取向，所以不管她們快不快樂，筆者衷心的盼望，為了下一代，都能成功的轉換調適過來。如果尚未結婚生子，她們也一定會面對父母傳宗接代的壓力，也一定活得不快樂，那麼筆者也希望經由下列步驟，可以調適、矯治好自己。

1、消除戀母情節及排斥陰莖情懷：

時時回憶起男性親友（包括父親、教師或偉人）偉大、溫柔體貼、可愛的一面，久之必可淡化戀母情節，或曾蒙受男性暴力者，不妨對親友傾吐後，痛哭宣洩，然後口唸其名字，並對著某物幻想成是對方的身軀，再加以拳打腳踢一場，必可淡化此種排斥陰莖情懷，而逐漸投入男性愛人的懷抱。

2、在調適期內，要求妳的女性伴侶一起施打女性荷爾蒙

如此既可潤膚、豐臀、美胸，又可降低雙方性慾，以減少仿性行為之發生。

3、閱讀愛情小說並欣賞文藝片電影

如前節所述，此種行為必可由羨慕戀愛之美，轉而傚尤、學習戀愛，等到找到一男性戀人後，必已能欣賞到男性的陽剛之美，再由於性行為時所吸收的男性分泌之滋潤，使自己除了體會到靈肉交融的快樂外，也由於陰陽的調和，使自己容光更加煥發、更加

美麗，終於完成了性行為之轉向。

4、參加有男伴之郊遊、宴會或聆聽男性專家的演講

此外，如已成年，並建議常觀賞男性雜誌，期能培養對男性的喜歡、崇拜，包括心靈的及肉體的。

5、培養男性密友之精力及性技巧

買這本書或《愛，要身體力行》送給妳的親暱男友（如為雙性戀或者是調適期所結識之朋友），然後請其依照書中方法鍛鍊、實施，以求彼此都能享受性愛，而且定期「考察」，如果進步了，請記得務必要給對方愛的鼓勵：一個甜蜜的吻或者是一頓豐盛的餐點，必可使其再接再厲，邁向顛峯。當然你自己除了按摩腰部、做呼拉圈運動以增強腎臟及性力外，也該多做提肛或收膣的動作，以使妳的男性伴侶能享受性愛的愉悅。

6、暗示或催眠療法

其法如前節所述，唯此時與細胞對話的內容宜改為「我愛男體、我愛鐵漢。」必要時再加上一句：「我迷戀玉莖。」以求改變遺傳基因、腦部規劃、腦下垂腺體之指令接收及性激素（內分泌），進而徹底改變性行為的取向。

總之，陰陽相對又相融，正如同正負粒子般，只有當正負粒子相碰在一起時，才能將其所有的能量釋放出來，發出所謂「核融合」的驚人能量，同理也只有反璞歸真，男女相愛結合，才能體會、感恩、享受造物者的用心，想想陰莖與陰道的長度及大小的匹配、吻合，不就可明白造物者的用心，而且祂把生命的傳承基因，各由男女之精卵細胞保留，提供半對，不正告訴我們：要延續我們的生命，下一代，就要透過正常的男女生殖行為嗎？

希望透過本文，所有的同性戀朋友都能找到一個該走的、正確的、想走的方向，而且最重要的是，你在快樂之餘，也希望能讓你周遭一切關懷你的人更加快樂，包括父母、親友以及你的子女，對於今生都能無怨無悔。

其中如果有父母為了錢財而逼使子女成為人妖者，也請立即停止自己這種摧殘幼苗的行為，而已為人妖者，為了自己的生命，也請站出來跟環境對抗，記得自己是一個神聖的個體，你有權決定自己的生命方式，而且不管生命的歷程如何，重要的是：你活得快樂。尤其最重要的一點是：只要你盡了你最大的努力就不留遺憾在人間。生命最終的結局是黃土一坯，所以重要的是生命的歷程。

如果一個人有一天，吃一顆丹藥可維持其一生的性命，或者科技進步到人可以化為電波遨遊於宇宙天際，請問他是否願意留在七．五分之一秒就可走完的世界？（光波每秒可以繞地球的七周半），我可斷定那答案是個「不」字，也就是說，唯有殘缺才會烘托出圓美之可愛與可貴，生命本身就是一種修補殘缺、追逐美好的歷程，希望每個同性戀者都能拋開各種陰影、情懷，坦然面對壓力與陽光，努力與自己的心靈與肉體奮鬥，我相信你終能掙開枷鎖，快樂的迎向未來，祝福你，朋友！即使你努力後，萬一由於「天生如此」，使你功虧一簣，至少你盡了力求取了最美好的成績，我深信這世界也定能接納你，就讓我們一起努力吧！

國家圖書館出版品預行編目(CIP)資料

現代人的現代療法：養生這本就夠用 / 郭慶堂著.
-- 第一版. -- 臺北市：樂果文化, 2012.04
面；　公分. -- (樂健康；10)
ISBN 978-986-5983-08-6(平裝)

1.健康法 2.養生

411.1　　　　101005537

樂健康 010
現代人的現代療法——養生這本就夠用

作　　者 / 郭慶堂
總 編 輯 / 陳銘磻
校　　對 / 陳子平
封面設計 / 鄭年亨
內頁設計 / 上承文化有限公司

出　　版 / 樂果文化事業有限公司
讀者服務專線 / （02）2795-6555
劃撥帳號 / 50118837 號 樂果文化事業有限公司
印 刷 廠 / 卡樂彩色製版印刷有限公司
總 經 銷 / 紅螞蟻圖書有限公司
地　　址 / 台北市內湖區舊宗路二段 121巷28・32號4樓
電話：（02）2795-3656
傳真：（02）2795-4100

2012年4月第一版　定價 / 300 元　ISBN：978-986-5983-08-6

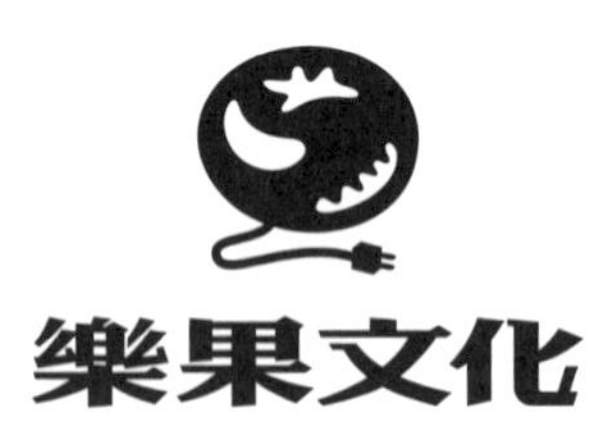
樂果文化